Minimalismo

Tutto Quello Che Avrei Voluto Sapere Prima Di Nascere

Matteo Sartorio

eWritingHub

Matteo Sartori

Grazie per aver acquistato il mio libro!

Per ringraziarti, ho deciso di regalarti il nostro manuale sul Social Media Marketing dal valore di €40.-.

Scaricalo ora cliccando qui!

oppure attraverso il QR CODE qui sotto

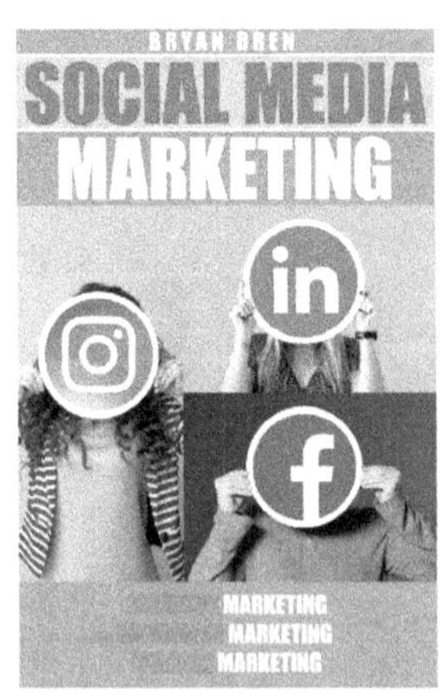

Minimalismo

Matteo Sartori

Non dimenticarti di lasciare una recensione su Amazon dopo aver letto questo libro! Mi farebbe molto piacere.

Indice

Introduzione

Tutte le novità, nel corso della storia, hanno portato sconvolgimenti, ma è indubbio che il passaggio dall' era analogica a quella digitale ci abbia catapultato in un mondo completamente diverso da quello cui l'essere umano era abituato da quando ha iniziato a sostenersi sui propri piedi.

Il passaggio dall'essere quadrupedi a bipedi è stato, pur con le dovute proporzioni, simile a quanto capitato alla nostra generazione con la grossa differenza che l'impatto rivoluzionario di questa nuova tecnologia è stato tanto rapido da impedirci di poter assorbire il devastante impatto dandoci il tempo di reagire razionalmente alla novità introdotta.

All'improvviso e con sempre maggior rapidità ci siamo trovati a poter avere tutto quello che ci passasse per la testa, nello stesso momento nel quale iniziavamo a desiderarlo.
Se pensiamo di voler acquistare un pacco di biscotti, prontamente, i cookies ai quali abbiamo dato spontaneamente il permesso di violare la nostra intimità, anticipano qualunque nostro tentativo di uscire di casa per andare al mercato e cercano, in tutti i modi, di convincerci a rimanere attaccati allo

schermo per poter effettuare le nostre ordinazioni direttamente con un semplicissimo click.

Vorresti organizzare un viaggio?

Pronti, via.

La pubblicità apparirà come d'incanto a bombardarci ovunque dovessimo decidere di navigare cercando di forzare la nostra scelta al fine di massimizzare i loro profitti con offerte "riservate" ed irrinunciabili.

Senza rendercene conto siamo stati circondati da notizie, prodotti di bellezza, lavori nuovi, truffe e virus informatici che hanno iniziato a farci sentire sempre più intontiti ed incapaci di compiere scelte razionali.

In un modo o nell'altro, nessuno n'è rimasto immune.

I rapporti sociali stessi sono cambiati diventando sempre più volubili e, se prima si facevano conoscenze già inserite in un determinato gruppo di persone, solitamente vicine ed inclini ai nostri gusti, oggi basta cercare un nome su Facebook, cliccare su "Aggiungi agli amici" per ritrovarsi, in poco tempo, centinaia di persone tra i propri contatti ignorando, spesso, persino l'aspetto fisico. Ho deciso di scrivere questo libro perché ritengo utile conoscere ed imparare a sostenere uno stile di vita minimalista e che, questo, possa rappresentare un modo per dare una svolta alla nostra esistenza al fine di scoprire gli ingredienti necessari per la ricetta della felicità e della serenità di cui abbiamo sempre più bisogno.

Per riuscire a capire al meglio quanto vorrei spiegare all'interno di queste pagine, occorre andare per gradi e lasciarsi prendere per mano verso la scoperta di nuovi orizzonti che, ne sono sicuro, riusciranno a riempire le vostre vite nel modo opposto a quanto potreste immaginare svuotandole del superfluo.

Andiamo con ordine.
Negli anni settanta eravamo ancora in piena guerra fredda, l'Unione Sovietica e gli USA cercavano, ognuno nei modi che ritenevano più corretti, di applicare la propria visione al mondo intero. Da una parte il blocco sovietico puntava ad esportare ed applicare il socialismo reale, dall'altra gli americani viravano con decisione verso una società basata sui servizi cercando di far veicolare in modo più dinamico possibile l'informazione contrapponendola a quella chiusa dal regime comunista.

In questo ambito si inizia a parlare di "rivoluzione informatica".

Il processo sarà inarrestabile finendo per far compiere un balzo avanti mai visto prima alla nostra società, coinvolgendola in ogni ambito e riuscendo ad arrivare praticamente in qualunque parte del mondo.

Nel 2002, meno di trentanni dopo l'inizio del processo avviato dagli Stati Uniti, il digitale prende il sopravvento riuscendo ad immagazzinare, per la prima volta, più dati rispetto al tradizionale metodo analogico e, convenzionalmente, viene considerato l'anno in cui si assiste a quella che verrà soprannominata come "Era digitale", l'epoca nella quale stiamo vivendo.

Da quell'anno le innovazioni hanno iniziato ad interferire con un impatto sempre maggiore nella vita delle persone sia che lo volessero, sia che cercassero di rifiutarlo venendone completamente travolti.

Sembra passata un'intera epoca eppure basti pensare che in quell'anno uscivano canzoni come Asereje oppure L'Aiuola, tanto per capirci, veniva introdotto l'Euro, la Juventus vinceva il suo ventiquattresimo scudetto, Dario Hubner era capocannoniere, Micheal Schumacher conquistava il terzo titolo in Ferrari e Wikipedia superava le 500 pagine nella sua versione italiana.

Da allora abbiamo iniziato a vivere sempre di più all'interno di un episodio di Black Mirror e le nostre stesse vite hanno cominciato a complicarsi maledettamente, la burocrazia si è fatta sempre più ingarbugliata ed abbiamo fatto la scoperta di nuovi pericoli, più nascosti perché virtuali ma comunque reali.

Le leggende metropolitane sono diventate verità ed abbiamo iniziato a preoccuparci della nostra sfera privata, tanto che i parlamenti di quasi tutto il mondo sono dovuti intervenire implementando leggi sempre più stringenti al fine di proteggere la nostra privacy solo due anni dopo l'inizio della rivoluzione. Per quanto possa sembrare banale, infatti, prima dell'avvento del web come lo conosciamo oggi, il massimo della riservatezza cui dovevamo prestare attenzione era la parlantina della vicina pettegola.

Ad oggi, invece, ci troviamo a dover dare il consenso al trattamento dei nostri dati anche solamente per poter leggere la ricetta delle lasagne alla bolognese, nemmeno stessimo cercando di accedere a qualche rifugio segreto della CIA.

Siamo talmente abituati a cliccare che, ormai, non riusciamo più a renderci conto delle nostre azioni e stiamo diventando sempre più simili alle macchine elettroniche che utilizziamo per navigare su internet.

Tutto questo, per certi aspetti, è un bene.

Basti pensare a quando sia diventato facile poter trovare praticamente tutto quello che possa interessarci.

Se vogliamo vedere un film appena uscito al cinema, ad esempio, basta aspettare poche settimane per poterlo guardare comodamente sul divano, oppure sfruttare le risorse della rete per gustarcelo illegalmente.

Sono completamente cambiati anche i rapporti con le scuole e siamo in grado di sapere se i nostri figli sono andati a lezione, oppure hanno deciso di venire meno ai loro doveri preferendo andare in giro con i loro amici come facevano molti di noi prima di loro.

Siamo in grado di controllare se abbiamo spento tutte le luci di casa, accendere il forno a distanza mentre finiamo il rapporto per il direttore in ufficio, scaricarci i buoni spesa o scandagliare i vari store on-line per trovare le offerte più adatte alle nostre tasche.

L'acquisto è diventato veloce, rapido, efficace stravolgendo anche le abitudini di chi compra per hobby.

I collezionisti, ad esempio, non devono più girare per i mercatini a tema sperando di trovare il pezzo ambito ma, con il giusto esborso di denaro, basta mettere un annuncio, attendere un venditore, trattare sul prezzo, controllare i feedback e pagare in tutta tranquillità e sicurezza senza uscire di casa.

Con un semplice click del mouse o un tocco sullo schermo dello smartphone.

Un mondo idilliaco che rasenta la perfezione nonché il sogno di molte generazioni prima di noi.

Eppure non è tutto oro quello che luccica.

La possibilità di avere tutto in un attimo, ci ha reso inconsapevoli schiavi di un sistema popolato da squali che non hanno a cuore la nostra felicità, bensì i loro portafogli.

Nel momento stesso in cui noi ci connettiamo alla rete, diventiamo le solitarie prede di un esercito composto da esperti di marketing in grado di mettere in campo tutta la loro conoscenza ed esperienza con l'obbiettivo di catturare la nostra attenzione, al fine di tramutarci in una fonte di guadagno diretto o indiretto.

Ogni nostro movimento è tracciato ed i server sono voraci immagazzinatori dei dati che decidiamo volontariamente (ricordate i click necessari a farci leggere la ricetta delle lasagne?) di fornire loro le nostre preferenze riuscendo, quindi, a migliorare le loro strategie e riuscendo a tramutarsi in voraci buchi neri dai quali la nostra volontà viene piegata dalla loro energia venendo catturata senza molte possibilità di farla ritornare ad essere libera.

Il problema è che, tutto questo, alla maggior parte di noi sembra piacere molto.

Ci piace essere attratti dai video, dai post sui social network e ci fiondiamo nelle discussioni provocatorie e litigiose come branchi di piranha per mordere più forte degli altri per poi finire a vedere pagine di altri siti internet, senza sapere con precisione, quale strano giro abbiamo compiuto per raggiungerle.

Per quanto ci si possa convincere di essere immuni alle strategie di mercato della varie agenzie di marketing, siamo destinati a diventare le vittime di persone ben più preparate di noi.

Dopo tutto ognuno ha il proprio lavoro.

Se i grandi marchi investono le loro risorse economiche in laureati, cercando di intercettare i nostri gusti, significa che il vero target cui puntano siamo noi, navigatori della rete ed i movimenti che compiamo.

Guadagnano dai nostri acquisti, vendendo i nostri interessi ad altre imprese, capiscono come e dove poter aprire nuove attività commerciali sfruttando i tracciamenti dei navigatori satellitari, il tutto in maniera perfettamente lecita, grazie alle autorizzazioni che gli abbiamo firmato troppo velocemente, facendo pagare a noi ogni prezzo e lasciandoci tutte le conseguenze, sia positive che negative.

Per renderci conto di quanto sia efficace la loro capacità di convincerci di avere bisogno di quel che producono, vorrei fare un esperimento assieme a te, perché sono convinto che per comprendere al meglio alcuni aspetti, la cosa migliore sia quello di accompagnarti nel percorso sperimentando con te e compiendo qualche piccolo test.

Accedi a Google e cerca di trovare qualcosa che ti sia familiare, io ti consiglio gli ambienti della cucina, poi confrontale con immagini storiche partendo dagli anni quaranta e proseguendo il tuo viaggio del tempo facendo salti in avanti per notare l'impatto cui abbiamo dovuto abituarci. Io sono andato dal 1940 al 1980 per poi arrivare ai giorni nostri.

Se fai come me, noterai che entrambe avranno delle mensole, un lavandino, una stufa in ghisa per quelle più vecchie e a gas o elettrica per quelle moderne e poche altre modifiche sostanziali. Certo, gli stili ed il design li troverai differenti, come cambiano i materiali e le dimensioni degli ambienti ma, grosso modo, avranno le stesse caratteristiche con la sola aggiunta di pochi elettrodomestici usciti a quei tempi e solamente in quelle delle famiglie più agiate come un televisore, un tostapane, uno spremi agrumi in plastica e, proprio per quelle più recenti a noi un bollitore elettrico.

Se prendiamo lo stesso periodo di tempo e dagli anni ottanta arriviamo ai giorni nostri il discorso si fa completamente diverso.

Frigoriferi completi di monitor, forni in grado di comunicare al proprio dispositivo i gradi di cottura degli alimenti, macchine da caffè azionabili a distanza, televisori ultrapiatti, moltissime prese di corrente ed una lista infinita di altre comodità moderne direttamente collegate ventiquattrore al giorno, con noi.

Nessuna di queste innovazioni, era realmente desiderata dalle massaie dell'epoca prima che venissero messe in commercio, ma le aziende sono state abili a creare in noi il desiderio di averle, rendendoci schiavi perpetui dei loro prodotti.

Andando a lavorare possiamo, letteralmente, portarci con noi l'intera casa.

Un cambiamento, quindi, epocale e profondo che all'apparenza sembrerebbe aver portato solo pregi, però tutto ha delle conseguenze, ogni passaggio da un sistema vecchio a quello nuovo si porta con se degli strascichi che necessitano di un certo periodo per essere completamente assorbiti. Tempo, che nell'era digitale, non abbiamo più.

L'esempio della cucia è il più lampante che mi sia venuto in mente ma non di certo l'unico che potrai trovare applicando il metodo suggerito anche in altri campi a te più familiari.

Una delle conseguenze evidenti è che possedere un maggior numero di attrezzature significa dover sostenere una maggior spesa mensile, sia di corrente elettrica che di manutenzione.

Aver consentito che le nostre menti venissero influenzate dalla rivoluzione digitale, ha fatto si che ognuno di noi sentisse l'irrefrenabile desiderio di voler possedere sempre di più senza riuscire a trovare una reale soddisfazione perché rapiti da pubblicità o prodotti sempre nuovi.

Ogni volta che acquistiamo un oggetto diventiamo vittime del suo sviluppo e tanto più questo ci facilita la vita, tanto più vorremmo acquistare il modello successivo, alle volte anche prima di aver terminato di pagare quello precedente.

Ovviamente non sempre è possibile perché non tutti hanno costi contenuti, un telefono, per esempio, può costare diverse centinaia di euro, un forno qualche migliaio, il televisore ultramoderno ancora di più e questo ci spinge a lavorare maggiormente.

Nel mentre ci sono i vari aggiornamenti, i problemi legati ai difetti di fabbrica oppure alla loro fragilità, all'esigenza di avere una linea internet sempre più performante, attrezzi supplementari, parti di ricambio e, non meno importante, l'obsolescenza programmata.

Un termine complicatissimo che indica una strategia volta a definire il ciclo di vita degli oggetti al fine di limitarne la durata ed obbligarci a comprare i modelli seguenti e più aggiornati.

Tutto questo preambolo ricamato non vuole essere un atto di guerra contro "il nuovo che avanza" e non è stato scritto da un eremita solitario con una capanna sul K2.
Sarebbe ipocrita, da parte mia, attaccare un sistema che mi consente di vivere nel modo che più mi rende felice.
In questo testo voglio riuscire a spiegare una tendenza che sta prendendo piede sempre più, giorno dopo giorno e che sfrutta nel modo migliore quello che ci circonda ovvero il **"minimalismo"**. In questo manuale scoprirai uno stile di vita completamente nuovo che ti aiuterà ad intraprendere un percorso volto a prendere sempre più coscienza di te stesso, dell'importanza che deve avere l'essere felice e riuscire a trascorrere un'esistenza sufficientemente appagante.

Nel primo capitolo scoprirai come il volere sempre di più ti faccia ottenere gli effetti opposti e come la spasmodica ricerca di oggetti, like, consensi e nuove amicizie possano influire sulla tua vita tanto da renderti sempre più schiavo di rapporti fittizi a scapito di quelli reali.

Imparerai quanto possa essere impattante circondarti di situazioni negative e quanto queste possano influire sul tuo benessere.

Nel secondo capitolo, invece, andremo alla scoperta dell'esatto opposto, iniziando a prendere dimestichezza con la realtà minimalista ed analizzeremo i motivi alla base di chi decide di avviare un percorso di ricerca interiore.

Il terzo capitolo ci condurrà per mano verso l'aspetto più mistico del minimalismo e capiremo il perché questo possa essere un passo importante per noi stessi.

Nella quarta parte vedremo, insieme, come realmente muovere i primi passi e far si che questa possa essere un'esperienza duratura e non traumatica, perché i passaggi verso una nuova vita non possono e non devono essere causa di stress, bensì di rilassatezza.

Il quinto capitolo affronterà la questione dei rapporti sociali perché saranno molte le persone che vi chiederanno cosa ti stia capitando, i vostri amici noteranno il cambiamento che starete compiendo e nel sesto capitolo approfondiremo l'aspetto sociale dal vostro punto di vista aiutandovi a scegliere chi coinvolgere e chi, invece, escludere. Perché anche certe persone hanno un impatto negativo nella vostra vita.

Non per tutti potrebbe essere facile adeguarsi e far diventare un'abitudine la vostra scelta. Tutto quello che ci circonda crea una certa dipendenza, non diversa da quelle delle sigarette.

Il sesto capitolo ti mostrerà la vita quotidiana minimalista fornendo alcuni utili consigli su come adattarla alle tue esigenze.

Nel capitolo sette, capiremo come applicare il minimalismo negli ambiti lavorativi, cercando di capire quali professioni possano fare al caso vostro, come prepararsi e come far si che sia te a scegliere cosa e come fare, nel pieno rispetto di te stesso.

L'ottavo sarà dedicato interamente all'impatto ambientale in modo da farti capire quanto sia importante per il tuo universo personale trovare l'equilibrio giusto tra le tue esigenze e il rispetto del mondo che ci ospita.

Il penultimo capitolo è uno dei più importanti perché ti fornisco tutti i suggerimenti affinché il tuo percorso ed i tuoi sacrifici non vengano resi vani da errori o comportamenti che potrebbero farti tornare ad uno stile di vita consumista.

Nell'ultimo capitolo vi verrà fornito un veloce riepilogo delle nozioni approfondite in modo da averle sempre a disposizione, inoltre vi darò gli ultimi consigli affinché questo non rimanga solo un piacevole libro, ma possa diventare lo spunto per cambiare voi stessi, perché la ricetta della felicità è a portata di mano, basta saperla cogliere.

Capitolo 1: Eccesso Negativo

Nell'introduzione abbiamo esaminato, a grandi linee, l'impatto che l'era digitale ha avuto nelle nostre vite, ed in questo primo capitolo cercheremo di entrare nel dettaglio soffermandoci maggiormente sugli aspetti che interessano questa guida.

Prima che iniziassi il percorso che sto condividendo con voi, quando mi guardavo attorno, provavo un forte senso di smarrimento e tutto quello che possedevo non era sufficiente a colmare il vuoto interiore.

Nella sala da pranzo avevo un'intera vetrina piena di ogni genere di cianfrusaglie, ricordi inutili di viaggi, una quantità sterminata di libri mai aperti, cartoline, soprammobili che non facevo altro che spolverare di tanto in tanto, uno stereo cui avevo inserito una chiavetta contenente migliaia di canzoni dei musicisti più disparati.

Un televisore cinquanta pollici cui avevo collegato il decoder per poter guardare centinaia di canali diversi, due console, quattro joypad per le sfide con gli amici, un quantitativo smisurato di giochi differenti, cuffie per le partite on-line, quadri e ritratti acquistati dagli artisti di strada.

Nel corso degli anni avevo fatto installare un caminetto a pellet con collegamento WiFi e, prima di tornare a casa dall'ufficio, con un semplice tocco sul touch screen del mio tablet potevo avviarlo in modo da arrivare accolto da un tepore piacevole grazie anche al termostato automatico che, in base alla temperatura esterna, riusciva a regolarsi alla perfezione.

Non era mai troppo caldo e nemmeno troppo freddo. Una casa bella, ampia, acquistata qualche anno prima completamente priva dei mobili che l'avrebbero ingombrata in base ai miei gusti.
Mi sembrava meravigliosa la prima volta che ne varcai la soglia.
Parlavo e sentivo la mia voce rimbalzare contro le pareti come se mi trovassi in alta montagna e provavo la medesima sensazione di libertà ogni volta che passavo da una stanza all'altra rincorrendo la mia ragazza.

Insieme, piano piano, abbiamo iniziato a riempirla, inizialmente con un certo giudizio, poi con sempre maggior voracità e con sempre maggior insoddisfazione.
Ogni volta che si aggiungeva un oggetto sentivamo la nostra sensazione di libertà svanire sopraffatta dall'insoddisfazione di quanto stavamo facendo.
Certo, nell'insieme tutto sembrava meraviglioso e gli amici che venivano a trovarci esprimevano

meraviglia e stupore alla vista di tanta bellezza tutta insieme.

La vita, però, non prosegue i binari tracciati ed il rischio che un deragliamento possa portare a riflettere è sempre in agguato.

Proprio come è capitato a me con la mia compagna che decide di lasciare la casa per prendere una nuova direzione separando le nostre vite.

In compagnia con i molteplici oggetti acquistati ho iniziato a vagare senza una vera meta ponendomi domande esistenziali e personali che hanno iniziato ad accumularsi esattamente come quello che circondava la mia vita.

Osservavo un candelabro in ottone acquistato in un mercatino siciliano contemplando la cera intatta delle candele mai accese da quando l'avevo appoggiato sulla colonna in marmo di Carrara ordinata su internet "perché ci stava bene all'ingresso".

Accendevo la PlayStation in cerca di compagnia virtuale passando da un gioco all'altro senza trovare la medesima gioia di quando li avevo inseriti nella console la prima volta.

Mi sentivo come il protagonista di un programma statunitense "Sepolti vivi" andato in onda anche in Italia sul canale Real Time.

Lo guardavo spesso sul monitor da cinquanta pollici installato nella sala da pranzo prendendo in giro i protagonisti delle vicende narrate dallo show senza rendermi conto che, seppur in modo non così drammatico, anche io ero caduto nell'irrefrenabile desiderio di volere sempre di più ed a qualunque costo.

Non era solo una questione legata agli oggetti fisici ma anche a quelli della mia vita virtuale, computer, telefono, tablet e, come raccontato poco fa, console video ludica.
Avevo aperto il mio primo profilo social su Facebook solo perché convinto dalla meravigliosa Home Page studiata dai collaboratori di Mark Zuckemberg.

I busti arancioni erano posizionati a rappresentare importanti aree geografiche: Nord America, Centro America, Cuba, Sud America, Groenlandia, Regno Unito, Paesi Scandinavi, Nord Europa, Europa dell'Est, Africa, Russia, Cina, Giappone ed Australia erano collegate da piccoli trattini per rimarcare quanto riportato dalla convincente scritta in un rassicurante azzurrino: "Facebook ti aiuta a connetterti con le persone della tua vita" e, poco più distante in carattere campale "Iscriviti". Giusto per essere certi di attirare al tua attenzione ci ricorda che l'iscrizione è semplice e veloce. Quando ne varcai la soglia per la prima volta ero da solo in quell'ambiente virtuale ma non nella vita di tutti i giorni.

Passavo spesso le serate con gli amici in discoteca oppure al Pub, ma anche a casa grigliando bistecche e bevendo abbondanti birre, ridendo, divertendoci e ballando al ritmo della musica dello stereo cui avevo collegato la chiavetta USB.
Migliaia di canzoni da cui scegliere, ma che, puntualmente, ignoravo preferendo la solita dozzina tra le mie playlist preferite.

Ammetto che la stragrande maggioranza dello spazio di memoria era occupato da musiche di cui ignoravo la presenza, aggiunte perché ascoltate per puro caso ed inserite senza la vera intenzione di riprodurle nuovamente.
Inutili.

Come inutile erano molti degli oggetti che limitavano la mia libertà.
Facebook, dicevo, ha rappresentato uno spartiacque nella mia vita come in quella di moltissime altre persone ed in poco tempo passai da zero amici a migliaia aggiunti senza nemmeno sapere chi fossero solo per la soddisfazione di poter avere un "Mi piace" in più oppure veder apprezzati i miei post qualunque fossero. Ridicoli, seri, politici, notiziari, qualcuno a cui piacevano lo trovavo e, per quanti mi criticavano, la soluzione era a portata di mouse. Un click su "Elimina dagli amici" o, nei casi più gravi,

"Blocca" per uccidere virtualmente l'ospite indesiderato ed evitare di avere altri contatti con lui.

Ho avuto modo di conoscere un sempre maggior numero di persone con cui condividere interessi, passioni e poter fare in modo da ampliare la mia cerchia di amici.
Tutto questo ha finito con cambiare il mio modo di interagire anche con gli altri, quelli reali di ogni giorno.

Cosa serviva sfogliare l'agenda in cerca di una data libera quanto potevamo stare, ciascuno a casa propria e sfidarci a partite virtuali a giochi virtuali scambiando emozioni virtuali?
Come d'incanto mi ritrovai privo dell'empatia e della vicinanza degli affetti più cari, isolato dal mondo coltivando l'unico passatempo rimasto: osservare la vuota pienezza degli oggetti accumulati con senso apparente.

Iniziai a riflettere la società in cui viviamo fosse stata strutturata per danneggiare la nostra vita. Ogni volta che portavo un nuovo oggetto nella mia vita sentivo il bisogno di lavorare di più per potermi permettere di più diventando schiavo di un meccanismo perfido e subdolo che non portava alcun appagamento nella mia esistenza ma, al contrario, finiva per incatenarmi ogni giorno che passava senza che riuscissi a trovare una soluzione.

La mia agenda era sempre più densa di impegni che finivo per procrastinare perché riuscivo a portarne a termine solamente una minima parte sentendomi sempre più risucchiato in un vortice senza via d'uscita.

Più cercavo di soddisfare il mio ego e più mi affossavo.

L'avvento del digitale aveva finito per complicare tutto perché mi aveva messo a portata di mano un mondo inutile di cui non riuscivo a goderne i pregi.

La mia giornata era diventata una routine talmente precisa da far invidia agli orologiai svizzeri. Mi alzavo alle 6.00 di mattina in punto con l'aroma del caffè a invadermi le narici grazie al programma impostato che lo preparava pochi minuti prima della sveglia e me lo teneva perfettamente in caldo fino a quando non fossi uscito dalla doccia giornaliera.

Indossavo la giacca e la cravatta lavate, asciugate ed inamidate alla perfezione dalla lavatrice ultimo modello acquistata su Amazon, tanto moderna che stirare era un gioco da ragazzi.

Alle ore 7.40 uscivo di casa ed il navigatore satellitare riusciva a farmi evitare il traffico frenetico dei genitori che accompagnavano a scuola orde di bambini urlanti, agile come un novello pilota di formula uno, assistito dal cambio automatico ed i vari strumenti di serie, giungevo nei pressi della stazione ferroviaria trovando un parcheggio libero in breve tempo, grazie all'applicazione in tempo reale che mi segnalava posti liberi.

Alle 8.10 mi mettevo sulla banchina in attesa del treno, in puntuale ritardo, che mi avrebbe accompagnato per venticinque minuti fino a destinazione.

Alle 9.45 timbravo il cartellino dopo aver percorso a piedi qualche centinaio di metri.

Facevo sempre partire Google maps, anche se conoscevo la strada, ma la voce virtuale mi faceva compagnia nel tragitto e sarebbe stata la mia ultima compagnia prima di varcare le porte della ditta in cui lavoravo.

Salivo le scale tenendo in mano il mio personal computer e dopo aver consumato rapidamente un secondo caffè alle macchinette avrei iniziato il mio turno.

Scrivevo, leggevo, approvavo, mandavo mail, consultavo preventivi e li giravo al reparto commerciale per l'approvazione, cambiavo i toner quando l'applicazione installata mi avvertiva che fosse il momento di farlo e alle 12.00 mandavo un messaggio whatsapp alla mensa del palazzo adiacente ordinando quel che avrei mangiato.

Giusto una mezzora per concludere alcuni contratti e poi sarei sceso per consumare il mio pranzo.

Ero fortunato perché sarei stato in pausa fino alle 14.00.

Vicino c'era un bellissimo parco verde ma non ci andavo mai.

Preferivo accedere ai miei social network per scambiare due messaggi con gli amici, leggere qualche notizia, litigare su qualche gruppo cittadino e, perché no, farmi una partita a Candy Crush arrabbiandomi per l'assurdità di alcuni livelli.

Terminata la pausa sarei tornato in ufficio per proseguire nella mia routine fino alle 18.45.

Se non c'erano straordinari da fare, alle 19.15 tornavo in stazione per riuscire a ritornare a casa alle ore 20,30 dopo una piena giornata di lavoro.

Nel tragitto, spesso, ordinavo quello che mi colpiva rimanendo vittima degli esperti di marketing del web, impegnati in una guerra impari contro la mia incessante voglia di avere di più.

Guerra che perdevo puntualmente ogni volta.

Non è facile resistere alle tentazioni studiate sulla nostra persona e difendersi dai cookies che ci tempestano di messaggi volti a convincerci che, per stare bene, si debba per forza acquistare un determinato prodotto.

Ogni battaglia che perdevo con me stesso era un susseguirsi di emozioni contrastanti tra di loro, esattamente come se stessi assumendo una droga il mio corpo era attraversato da una serie di formicolii piacevoli che mi portavano a compiere gesti meccanici e soddisfacenti.

Quando trovavo il prodotto di cui credevo di aver bisogno al prezzo che volevo spendere, sentivo di aver fregato il sistema e di aver colto un'occasione imperdibile che avrebbe migliorato la mia vita. Immediatamente mi fiondavo sui social per condividere l'ambito traguardo nei gruppi a tema cui ero iscritto e potermi vantare di aver raggiunto un traguardo meritato dopo una lunga giornata di lavoro. Appena varcata la porta di casa, mi accoglieva il tepore del camino in pellet puntualmente acceso grazie ad un tocco sull'applicazione del cellulare giusto il tempo necessario a scaldarla.

Attendevo con ansia che arrivasse il fattorino a consegnarmi la cena ordinata on-line e, nel frattempo, mettevo a lavare la giacca e la camicia con programma stira facile.

Mangiavo gustando la prelibatezza di turno e stiravo guardandomi una serie televisiva su qualche piattaforma streaming contemplando la nitidezza del mega schermo.

Questo si ripeteva per cinque giorni la settimana fino all'arrivo del tanto atteso weekend dove poter sfruttare al massimo gli acquisti effettuati durante i miei continui viaggi in treno per lavorare in ufficio con il computer che portavo da casa al fine di inviare il materiale richiesto via telematica ad un altro ufficio distante pochi passi da me, affinché lo visionasse per girarlo ad un collega stando comodamente con gli occhi puntati sul monitor luminoso del desktop.

Non avevo ancora capito quanto potesse essere stupido, ma arriveremo anche a questo aspetto. Il venerdì sera uscivo in centro verso le 22.00 di sera se non andavo a cena fuori con gli amici e, spesso, mi ritrovavo al pub di una vita dove, una volta giocavamo a freccette, biliardo o semplicemente ascoltavamo buona musica con un boccale di birra schiumante, per scambiare quattro chiacchiere con gli amici di una vita tra un post su Facebook e l'altro. I messaggi e le notifiche che mi arrivavano dagli svariati gruppi cui ero iscritto erano un richiamo irrinunciabile e dovevo leggere quanto contenevano e, se capitava, mi inserivo volentieri in qualche discussioni litigiosa per mostrare quanto ce l'avessi più duro di altri utenti virtuali.

Quando l'avvenente cameriera ci portava quello che avevamo ordinato, per prima cosa, scattavo una fotografia da pubblicare su Instagram, successivamente, tra un sorso e l'altro, controllavo insistentemente quanti cuori avesse ricevuto la mia foto modificando il mio umore a seconda delle reazioni dei miei follower.

Il sabato era il momento dell'agognato riposo e mi dedicavo a sfruttare i miei acquisti settimanali continuando a sfoggiarli su internet lanciandomi in pasto alla rete e lasciando che fossero i miei contatti a farmi sentire bene.

Nella realtà la mia vita era completamente vuota.

Man mano che il tempo scorreva e più iniziavo a prendere coscienza di quanto poco davvero valessero le cianfrusaglie delle quali mi ero riempito la casa ed iniziavo a rimpiangerla quando ancora era vuota e piena di sogni e speranze.

Probabilmente se fossi andato in affitto non sarei riuscito a sviluppare questo ragionamento, ma il ricordo del benessere che mi dava vedere le stanze prive di oggetti era ancora ben presente nella mia mente, ragion per cui questo manuale può essere d'aiuto a te. Per offrire il mio modesto contributo ad aiutarti a prendere coscienza di quanto possa essere inutile inseguire un sogno di benessere fittizio e costruito ad arte da quegli stessi esperti di marketing nominati più volte. Tenendo a mente questo punto essenziale, sarà più facile per te entrare in sintonia con il minimalismo di cui parleremo nel prossimo capitolo.

Nessuna azienda mette in vendita un prodotto con la speranza di soddisfarvi per tutta la vita, bensì con lo scopo di rendervi sufficientemente felici per poter comprare quello successivo, per il resto dei vostri giorni.

Tutto questo di più ha un costo sostanziale e richiama la famosa canzoncina "Ci vuole un fiore". Se non la ricordi, prima di proseguire, ti invito a cercarla su Youtube e memorizzare il motivetto, quindi tornare e leggere le seguenti righe canticchiandole a mente. Le parole sarebbero così:

"Per comprare più oggetti ci vogliono più soldi, per avere più soldi ci vuole più lavoro, per avere più lavoro bisogna stare più svegli. Per essere felici ci vogliono più amici, per avere più amici ci vogliono like, per avere più like ci vuole più internet, per avere internet ci vogliono i soldi, per fare tutto ci vogliono più soldi".

Ecco, raccontata in questa maniera, la nostra vita, appare decisamente più triste di quello che i pubblicitari vorrebbero farci credere.

A ben pensarci, però, l'amore delle persone è gratuito, sognare, avere aspirazioni è gratuito, essere felici è gratuito, eppure tutto il superfluo di cui ho raccontato sembra fatto esattamente per distrarci dal vero obbiettivo.

Siamo tutti consapevoli di dover morire, prima o poi, eppure continuiamo a riempire la nostra vita di tutto quel superfluo come se dovessimo goderne per sempre dimenticandoci di vivere sereni. Da quando sono diventato minimalista ho dato un cambio drastico alle mie abitudini. Ho chiesto al mio datore di lavoro di poter fare quello che facevo in ufficio direttamente da casa, risparmiando diverse centinaia di euro al mese che spendevo in inutili spostamenti ed ho dato il mio contributo anche all'ambiente inquinando di meno.

La macchina è diventata futile e me ne sono sbarazzato preferendo utilizzare i mezzi pubblici e solo quando ne ho realmente bisogno.

Successivamente ho deciso di vendere, regalare o buttare la maggior parte delle cianfrusaglie ordinate su internet o recuperate durante le poche vacanze concesse cominciando proprio dal candelabro mai acceso acquistato in Sicilia.

Ogni futilità abbandonava le mura di casa sembrava lasciare spazio alla mia esistenza facendomi sentire sempre più padrone di me stesso ma, sopratutto, aveva fatto scattare qualcosa nel mio cervello che iniziava a farmi vincere sempre più spesso le battaglie contro i pubblicitari della rete. Non fu subito facile rinunciare a tutto o evitare di ricadere nelle loro trappole, lo ammetto, ma più la casa era vuota e meglio mi sentivo fino a quando i ripensamenti lasciarono spazio libero alla gioia e alla rilassatezza.

Stavo prendendo coscienza di quel che davvero mi servisse per sentirmi in pace, non il "Di più", ma il "Di meno".

Avevo, ormai, iniziato un percorso che mi avrebbe completamente cambiato la vita.

Ogni volta che abbandonavo un oggetto superfluo capivo quanti soldi stavo spendendo per rovinarmi la vita e quanti ne avrei potuti risparmiare solamente per essere felice.

Decisi di lasciare il lavoro perché non avevo più bisogno di uno stipendio elevato per accontentare le mie nuove esigenze e decisi di rispolverare la mia passione per la fotografia unendola a quella dei viaggi per fare scatti a paesaggi maestosi da vendere alle aziende come cartoline o calendari. All'inizio non fu facilissimo, ma i sacrifici avevano trovato il loro obbiettivo, ogni successo rappresentava un passo verso la mia soddisfazione personale ed ogni fallimento un occasione per fare esperienza e raccogliere le energie necessarie a ripartire.

Emotivamente non mi ero mai sentito meglio e la mia pace interiore si rifletteva sulle azioni che decidevo di compiere rendendomi più efficiente in ogni frangente della giornata sia nella nuova professione, sia nei rapporti personali con gli amici che avevo riscoperto per quelli che erano. Persone reali e non contatti Facebook.

Un oggetto cui non volli rinunciare fu un televisore, ma decisi di vendere il cinquanta pollici per uno più modesto con cui mi guardavo qualche film ogni tanto, saltuariamente, preferendo dare una seconda possibilità ai libri che avevo accumulato spasmodicamente senza un reale motivo eliminando, man mano quelli che trovavo noiosi e regalando quelli che, invece, mi entusiasmavano con la convinzione di donare al prossimo le stesse emozioni che mi avevano trasmesso.

Piano piano anche la libreria si stava svuotando ed ogni volta era un piacere sapere di averla priva del peso di quelli inutili.
Essermi privato di molteplici distrazioni aveva fatto di me una persona consapevole di quello che volessi davvero ed i fattori esterni che mi avevano condizionato fino alla mia presa di coscienza erano presto finiti con lo scivolarmi addosso come fossero saponette bagnate, non avevano più alcuna presa su di me, aumentando l'auto stima e la forza di volontà e consentendomi di conoscere meglio chi davvero fossi. Avendo di meno possedevo di più.

Passavo molto tempo a curare la mia persona, a riflettere, a pormi domande su cosa volessi realmente e riuscendo a trovare sempre maggiori risposte.

Scegliendo il minimalismo ho rimesso la mia vita al centro delle priorità tornando ad essere, finalmente, l'unico proprietario di me stesso.

Capitolo 2: Il Minimalismo Mentale

Dopo averti spiegato quali sono stati i fattori che mi hanno spinto a cambiare il mio stile di vita, prima di entrare nel dettaglio su come abbia influito questa scelta, credo sia corretto farti comprendere di cosa stiamo parlando.

Cosa è il minimalismo?

La risposta a questa domanda banale solo all'apparenza potrebbe sembrare scontata: "vivere con meno possibile per essere felici".

Sintetizzando all'estremo potrebbe anche essere così, ma se parti da questo punto per ricercare la tua strada finirai solo per scontrarti contro un muro di piombo e, molto presto, tornerai ad una vita di eccessi ed insoddisfazione come era prima di iniziare il tuo percorso.

Per questo occorre approfondire dedicando un intero capitolo alla questione prima di sviluppare il concetto offrendo spunti su come iniziare per proseguire nella strada che ti porterà a riappropriarti di te stesso.

Il minimalismo, va precisato, non riguarda solo una condizione spirituale, ma invade molti altri campi, dall'arte, alla musica, dalla letteratura al digitale, dall'architettura fino alla realizzazione dei progetti nelle nostre città.

Sono sempre di più i professionisti che decidono di ricercare l'essenziale sia per motivi di risparmi economici, sia per l'efficienza delle strutture o per veicolare in modo più diretto e facile un messaggio rendendolo fruibile ed alla portata di tutti.

Nel nostro manuale, però, vi voglio parlare della vita minimalista ed è di questo che affronto i vari aspetti.

Vivere eliminando il superfluo dalle nostre vite significa avvicinarsi, per certi aspetti, ad uno stile zen nel quale la ricerca del nostro vero io e delle nostre più nascoste ambizioni, possa diventare l'elemento cruciale attorno al quale far ruotare tutto quanto ci circonda al fine di ottenere uno stato mentale sempre più appagante e soddisfacente ma, sopratutto, alla portata di qualunque individuo in qualunque campo.

Io ero un impiegato d'ufficio con la passione della fotografia ed ho scelto un percorso ben preciso, ma tu potresti anche essere un lavapiatti e riuscire comunque a soddisfare le tue esigenze mantenendo lo stesso impiego se ti rende la vita la migliore che tu possa desiderare.

Lo stile di vita Zen da cui si ispira viene determinato da una serie di insegnamenti della dottrina buddista, la quale tende a rifiutare le autorità di altre scuole similari ed applica, nella vita dei fedeli, alcune restrizioni utili ad evitare la corruzione intellettuale attraverso la meditazione.

Invece il minimalismo non mette paletti di tipo religioso distinguendosi dalla pratica di origine giapponese perché tende ad affrontare i problemi reali applicandoli nella società moderna al fine di migliorare la nostra esistenza senza precludere esperienze che sarebbero proibite dalla fede. Non è il minimalismo a dirti come vivere, ma sei tu a dover scegliere quali aspetti e quali modifiche apportare per riuscire a trovare autonomamente la strada che ti offra un miglior appagamento e ti faccia sentire in pace con te stesso.
Dovrai trovare il tuo equilibrio con lo stato materiale e mentale bilanciando le tue esigenze personali con i sogni se vuoi davvero capire la tua strada.

Quella che ti sto mostrando è solo la traccia, il cartello che ti può suggerire le direzioni da prendere, ma la scelta finale dovrà essere tua, personale e decisa con razionalità.
L'aspetto interiore assume, quindi, un'importanza determinante perché man mano diventerà la bussola con la quale trovare il punto cardinale che desideri riuscendo a guidarti verso la tua felicità. Prima ancora di mettere in ordine i tuoi oggetti o la tua casa impostando le tue priorità pratiche, può essere utile partire dal minimalismo mentale cercando di

escludere tutti quegli aspetti psicologici che portano al negativismo ed al pessimismo minando le nostre sicurezze e le nostre aspettative e costringendoci ad un esistenza insicura ed insoddisfacente dalla quale sembra impossibile uscirne. Sono molteplici i modi in cui ci si può riuscire, ma vorrei riportarti come ho fatto io sperando che tu possa ripetere una o più delle mie esperienze o, semplicemente prendere spunto adattandole alla tua realtà ed alle tue esigenze.

Assodato il fatto che stessi vivendo una vita colma di oggetti ed aspettative inutili, la chiave di svolta che mi ha spinto al cambiamento non è stato solo il rendermi conto di quanti errori facessi acquistando al limite della compulsione, quanto una giornata diversa dal solito capitatami per pur caso ed in maniera totalmente inaspettata.

Per motivi di lavoro mi ero trovato di dover andare, in macchina, dalla mia città, Torino per raggiungere Firenze dove avrei dovuto partecipare ad un meeting portando alcuni dati statistici degli andamenti economici aziendali.

In condizioni normali sarei potuto andare in treno, ma la ditta mi aveva fornito dell'auto aziendale, una Mercedes ultimo modello, perché le apparenze erano estremamente importanti in quelle circostanze, come se il mio lavoro fosse meno importante del modo in cui sarei giunto in mezzo ad altri colleghi provenienti da altre sedi.

All'andata non ci furono problemi e l'assemblea si concluse alle ore 19.00 del giovedì e, visto che l'albergo e i vizi erano coperti dall'interessata generosità del capo, decisi di approfittarne spudoratamente cenando nel ristorante dell'Hotel consumando una bistecca di Chianina da far invidia a Fred Flinstones e bevendo dell'ottimo chianti in abbondanza. Il vino, però, me lo pagai di tasca mia per evitare problemi.

Trascorsi la serata passeggiando per la capitale toscana e facendo foto da pubblicare su Instagram ed attendendo con ansia gli apprezzamenti dei mie followers, ormai diventati di numero ragguardevole.

Soddisfatto della mia insoddisfazione.

Non ero felice e l'ansia la faceva da padrone da tempo nella mia vita, però quando avevo modo di staccare la spina provavo comunque un senso di apparente benessere.

Proseguii esagerando con le bevute ed il mio stato mentale fu presto deviato dall'alcol di vino, birra e cocktail, assunto con eccesso e mi ritrovai in camera a cercare il modo migliore per prendere sonno.

In cuor mio sapevo di aver, letteralmente, versato la classica goccia di troppo ed il vaso della mia esistenza stava tracimando pericolosamente portandomi dritto verso un oceano infinito nel quale avrei navigato senza una vera meta.

Non fu, comunque, quello il fattore scatenante che mi avrebbe consentito di diventare minimalista. La mattina seguente, ancora intontito, mi misi alla guida in direzione Torino quando ancora il sole doveva sorgere completamente, volevo arrivare in ufficio entro l'ora di pranzo, consegnare il rapporto e fiondarmi a letto prima possibile per smaltire il fastidioso mal di testa che mi portavo appresso dopo una sera da leone.

Nell'esatto momento in cui accesi l'automobile, il navigatore, iniziò a martellare nella mia testa come un martello pneumatico acuendo le nefaste conseguenze dell'aver bevuto troppo e presi la prima decisione che, oggi, trovo inspiegabile spegnendolo.

Non era difficile tornare a casa, ci sarei potuto riuscire da solo, senza l'aiuto di un'applicazione.

Mi sentii più libero.

All'imbocco dell'autostrada feci la seconda scelta, apparentemente sbagliata, e decisi di prendere la diramazione verso Parma evitando Bologna come mi avrebbe consigliato la mia guida virtuale ed allungato i tempi di percorrenza di una mezzora circa, nulla di grave, ma se solo avessi lasciato accesa la vocina non avrei iniziato, inconsapevolmente, il mio percorso di rinascita.

Sorpassato il casello di Aulla decisi di fare una sosta nell'area di servizio prima di Berceto, consumai un buonissimo caffè, comprai una Red Bull per alleviare i sintomi della sbronza ed accesi la radio fumandomi una sigaretta prima di ripartire.

Non era mia abitudine farlo in macchina, odiavo salirci e sentire l'odore di tabacco impregnare i sedili, ma quella non era la mia vettura, era aziendale, avrei aperto i finestrini e sarebbe bastato per far sparire la puzza tanto fastidiosa.

Nel caso peggiore avrei investito qualche euro per farla lavare prima di ridarla al capo.

Vivevo ancora nel consumismo e nell'egoismo inconsapevole.

L'emittente che avevo messo stava trasmettendo una canzoncina che trovai orribile e decisi di cambiare frequenza. La prima che trovai stava dando gli aggiornamenti in tempo reale del traffico e segnalava la formazione di una coda di autovetture subito dopo il casello che avrei superato. Sembra davvero impossibile quanto il destino abbia deciso di darmi una nuova possibilità di vita, ma gli eventi che, per me, sono stati assolutamente casuali, per te possono essere ricercati evitandoti di dover lasciare alla sorte cosa fare della tua felicità.

Decisi di accendere il navigatore.

Mi consigliava di proseguire, ma non avevo alcuna voglia di infilarmi nel traffico fermandomi e ripartendo di continuo sperando che i fastidiosi ostacoli composti da altre persone in macchina si dissolvessero davanti ai miei occhi.

Ignorai il suggerimento ed uscii a Berceto per poi rientrare a Borgo Val Di Taro guidando in scioltezza tra le piccole stradine di montagna con la speranza in questo modo di rilassarmi e provare piacere a percorrere le tante curve assistito dalla tecnologia della potente Mercedes sulla quale stavo seduto.

Vista l'ora avrei potuto anche fermarmi in qualche osteria a consumare uno spuntino a base di salame emiliano.

Proseguivo come un novello pilota di formula uno lasciandomi trasportare dal comodo servosterzo quando iniziai ad accorgermi che qualcosa non andava, un rumore ritmico e dei sobbalzi continui erano il segno tangibile di quel che era capitato alla ruota anteriore destra.

Avevo bucato.

Accostai nel primo spiazzo disponibile.

Mi trovavo in una stradina piccola immersa tra alberi e vegetazione solo ed incapace di fare un lavoro tanto banale, ma mi rimboccai le maniche e, dopo aver estratto il crick, iniziai nella difficile operazione di cambiarla.

Presi il telefono ed iniziai a cercare su Youtube dei video tutorial che mi mostrassero come poterlo fare, ma non avevo campo e non riuscivo a capire da che parte iniziare, come tenere bloccata la ruota ogni volta che con la chiave cercavo di svitare un bullone dei pesanti cerchi in lega.

Ero in preda al panico.

Provai a cercare il numero di telefono di un carro attrezzi per farmi recuperare, ma il segnale era assente.

Improvvisamente la tecnologia sulla quale facevo affidamento controvoglia mi aveva voltato le spalle lasciandomi da solo a pensare ed a riflettere su quando fossi circondato da oggetti utili solo all'apparenza.

In quel momento mi avrebbe fatto maggior comodo aver imparato a fare qualcosa con le mie mani che non fosse solo scrivere su un monitor ed ordinare su internet.

Per fortuna passò un ragazzo sulla quarantina a bordo di un Ape Piaggio arrugginita e fatiscente sul cui cassone aveva caricata una capra viva legata da una fune.

Si fermò e decise di aiutarmi.

In pochi minuti risolse il mio problema e, non solo, mi invitò a pranzo a casa sua.

Lasciai la macchina nello spiazzo ed accettai, più per non apparire scortese che per un reale desiderio di salire sul suo mezzo pericolante.

Viveva in un rudere in mezzo al bosco che raggiungemmo dopo alcuni minuti di passeggiata tra il verde e la natura ed iniziai a sentirmi, improvvisamente, meglio.

Non tanto per la mia testa, quella faceva ancora male, ma trovai soddisfacente e rilassante camminare tra i castagni aiutando lo sconosciuto a trascinare la testarda capra che si portava appresso.

Durante il tragitto raccolse qualche erba selvatica e un paio di piccoli funghetti con i quali avrebbe preparato da mangiare.

Rimasi colpito dal suo stile di vita a contatto con la natura e spoglio di tutti quegli oggetti e di quelle cianfrusaglie che ritenevo assolutamente indispensabili nonostante mi causassero stress e non mi appagassero.

Non mi venne in mente di controllare il telefono nemmeno una volta, non scattai foto da pubblicare su Instagram, non controllai alcun post e ignorai completamente il fatto che fossi completamente isolato dal mio mondo lasciando che l'empatia della natura mi rapisse completamente.

Il giovane uomo aveva acquistato la sua casa per pochissimo in quanto fatiscente e, all'apparenza, pericolante, ma si era messo al lavoro per sistemarla rendendola davvero accogliente ed in grado di entrarmi nel cuore.

Lo aiutai a spaccare la legna con cui accese il camino ed offrii il mio contributo nell'impastare la farina, miscelandola con acqua e uova che avevamo raccolto dal pollaio tra galline urlanti.

Non aveva nulla, rispetto a me, ma quello che ci circondava era sufficiente a farmi sentire felice e rilassato e mi risultò naturale parlare con lui dei nostri stili di vita estremamente diversi.

Mangiai, per la prima volta, un piatto di tagliatelle fatte a mano con funghi raccolti nelle vicinanze ed insaporita con le erbe spontanee che lui aveva selezionato con maestria.

Aveva un sapore molto diverso da quello preconfezionato cui avevo allenato le mie papille gustative e iniziai a sentirmi felice e rilassato come mai prima di quel giorno ed iniziai a capire quanto avevo perso cercando di avere di più.

Quando tornai alla macchina e imboccai nuovamente l'autostrada trascorsi il tempo a riflettere sulla mia esistenza entrando in una sorta di meditazione inconsapevole nella quale stavo cominciando a conoscermi meglio.

Spesso si tende a sottovalutare l'importanza dell'impatto che ha il nostro pensiero in quello che facciamo e nei risultati che riusciamo ad ottenere in qualunque campo e per renderci conto di quanto questo incida basterebbe riflettere sugli effetti del condizionamento sulla nostra salute. Quando crediamo di avere un qualche tipo di malattia, può capitare di iniziare a percepirne i sintomi pur essendo completamente sani, viceversa i medici utilizzano l'effetto placebo con i pazienti allo scopo di farli sentire meglio senza che gli venga somministrato alcunché.

Un atteggiamento pessimistico e negativo non potrà far altro che peggiorare il nostro approccio alla quotidianità portandoci più facilmente a fallire oppure a giudicare insoddisfacente quanto facciamo, sia che sia un risultato effettivamente negativo, sia che si abbia compiuto del nostro meglio offuscando la capacità di giudizio.
Proporsi in modo opposto, ottimista e positivo potrà influire positivamente aiutandoci a comprendere meglio i nostri errori quando sbagliamo e renderci soddisfatti quando, invece, riusciamo ad ottenere gli obbiettivi che ci poniamo.
Essere minimalisti mentali significa avere la capacità di trovare il perfetto equilibrio andando ad eliminare le negatività che non influenzano direttamente le nostre azioni, ma compromettono la capacità di scegliere cosa fare e come fare nel modo più libero e sereno possibile.

Per poter trovare la nostra capacità di adattamento puoi partire esattamente da questo dedicando una parte della giornata alla meditazione intesa come un momento di sola riflessione da compiere nel modo e nella modalità che preferisci, io amo rimanere a letto una ventina di minuti compiendo dei respiri profondi e lenti dopo il suono della sveglia, cercando di darmi un ritmo pacato e rilassato e da molto tempo non mi alzo immediatamente.

All'inizio mettevo una seconda sveglia perché tendevo a riaddormentarmi perché non avevo nulla su cui riflettere e di cui pensare se non lo stress stesso che potessi cadere nuovamente tra le braccia di Morfeo e non riuscire ad alzarmi in orario, ma lentamente mi sono accorto che potevo controllare la mia capacità di stare fermo senza riappisolarmi semplicemente rimanendo concentrato nei movimenti spontanei del mio corpo. Sentire il battito del mio cuore, i nervi rilassarsi, la testa svuotarsi mi aiuta ad iniziare la giornata con i livelli di stress già bassi ed ho iniziato ad accettare la negatività esterna come un normale processo.

Una volta terminata questa prima fase di meditazione, mi lascio bagnare il corpo dall'acqua della doccia per alcuni secondi e tenendo gli occhi chiusi lasciando che mi percorra delicatamente fornendo un massaggio naturale ai muscoli in modo da rilassarli prima degli sforzi quotidiani. A colazione cerco di mangiare sano gustando qualche marmellata preparata in precedenza da solo, con la frutta raccolta in qualche giardino solidale.

Questo perché non ho la possibilità di avere un orto personale, quindi il fine settimana mi reco in appositi campi in cui posso raccogliere e scegliere personalmente la frutta e la verdura da comprare e, di tanto in tanto, mi fermo anche qualche ora ad aiutare i volontari nella coltivazione imparando a gestire anche il mio contatto con la natura, ma te ne parlerò nei capitoli successivi fornendoti anche delle varianti che possano aiutare anche a chi non piaccia questo mio hobby.

Una volta terminata la colazione, cui dedico il tempo necessario, inizio a lavorare seguendo mano a mano gli obbiettivi che mi preparo il giorno prima e depennandoli man mano che li eseguo e regalandomi la giusta ricompensa ogni volta che ne finisco uno.
Può sembrare banale, ma farmi i complimenti bevendomi una spremuta d'arancia oppure prendendo un pochino di sole in terrazza per alcuni minuti, quando il tempo lo consente, vale più di qualunque altra gratificazione esterna e non è nemmeno un modo per auto glorificarmi, bensì è

concedermi la possibilità di rilassarmi per prepararmi al meglio all'impegno successivo.

Questo può essere applicato in vari modi a seconda del tuo lavoro e tocca a te trovare quello più adatto a te stesso ma ti voglio fare alcuni esempi.

Se sei un cuoco, ogni volta che finisci di decorare un piatto, prima di servirlo, puoi chiudere il pugno come in segno di vittoria, oppure stringere la mano mostrando il pollice a te stesso in segno di approvazione e, prima di rimetterti al lavoro su quelli successivi potresti fermarti due secondi, fare un sospiro profondo con cui infonderti coraggio ed iniziare con il sorriso.

Questo esempio può essere applicato e modificato per i lavori che, pur rendendoti felice, necessitano di velocità e precisione continua, elementi che senza il corretto approccio finiranno, inevitabilmente, per lo stressarti e portarti a compiere sempre maggiori errori o condizionando il giudizio su te stesso.

Nessuno è immune dagli sbagli ed occorre essere preparati in maniera positiva ad accettarli. Io che sono fotografo quando perdo il volo di un uccello, oppure il bagliore di un tramonto dopo averli attesi per ore, reagisco parlando con il soggetto del mio scatto come se fossero stati consapevoli di quel che stavo per fare e gli dico: «Mi hai fregato» ovviamente sorridendo e mantenendo ferma la convinzione che la prossima volta riuscirò a farcela e, se dovessi fallire ancora vorrà dire che dovrò metterci maggior impegno.

In cucina, per rimanere sull'esempio pratico di cui ti ho parlato prima, consiglio quello di far schioccare pollice e medio e ripetersi come un mantra che il prossimo andrà bene.

In base alla tua professione, sia che tu voglia cambiarla, sia che tu voglia tenerla ed a seconda dei tempi e delle responsabilità, toccherà a te scegliere come infonderti coraggio e quali sono gli atteggiamenti positivi che possono migliorare la fiducia in te stesso e darti le maggiori gratificazioni, ma non puoi escludere questo aspetto se vuoi riuscire a dare una svolta positiva alla tua vita perché la condizione mentale non è assolutamente secondaria, tutt'altro, rappresenta uno dei passaggi decisivi per riuscire a diventare una persona migliore attraverso il minimalismo.

Se sei una persona estremamente negativa che non riesce a vedere nulla di positivo prima che si realizzi, sarà comunque possibile cambiare il tuo modo pessimista di vedere la tua esistenza ed il tuo profilo, ma dovrai seguire accorgimenti diversi e, magari, partendo dal prossimo capitolo ed alternare i vari passaggi.

La cosa importante, però, è che tu non parta da sconfitto qualunque sia il tuo personale modo di vederti, perché in quel caso sarebbe davvero difficile, anche se non impossibile, riuscire a trovare qualcosa di positivo.

Inizia, intanto, nei capitoli a seguire, ogni volta che leggerai un consiglio, prima di iniziare a sfogliare anche solo una pagina e prima di chiudere il libro prima di dedicarti ad altro, devi ripeterti le parole chiave del processo mentale: "Voglio essere felice!".
Fallo come l'ho scritto, con il punto esclamativo, perché questo d'ora in poi deve rappresentare il tuo unico obbiettivo.

Se seguirai i miei consigli o se deciderai te prendendomi ad esempio per trovare quelli che ti soddisfano meglio conterà poco o nulla, l'unica cosa che dovrai avere sempre con te saranno quelle tre parole, le uniche che dovrai tenere sempre vicine a te.

Capitolo 3: Minimalismo Digitale

Intanto ripeti con me "Voglio essere felice!", scommetto che te lo stavi dimenticando e, se te lo eri ricordato, significa che hai fatto un passo in avanti molto importante e ti faccio i miei complimenti.

Nel caso te lo fossi scordato, fatti una risata e ripetilo ancora una volta.

Seppur, in questo manuale, voglia soffermarmi sullo stile di vita minimalista, occorre fare un accenno anche a quello digitale, perché ai nostri giorni ricopre quasi totalmente la nostra vita, ed imparare a gestire anche quella virtuale può offrire sia delle nuove opportunità, sia aiutarti a liberarti dell'eccesso informatico per trovare l'equilibrio mentale perfetto al fine di goderne nel modo migliore i frutti.

Come raccontato nel capitolo precedente, spegnere Google Maps mi ha consentito di incontrare una persona che, casualmente ha cambiato la mia vita, ma io non sono partito dal pulire il mio telefono ed i miei supporti, bensì eliminando gli oggetti che mi causavano avviando la mia personale rivoluzione interiore.

Man mano che svuotavo la casa riempiendo il mio spirito, però, sentivo che non stavo compiendo i miei gesti in modo coordinato, ma mi muovevo casualmente a seconda di quello che mi veniva in mente con una meta, ma senza avere chiara la strada da compiere.

Questo paragrafo serve per spiegarti alcuni metodi per poter liberare le distrazioni virtuali che compromettono a rovinare la tua vita reale, poi starà a te decidere se seguirle tutte, in parte, partire eliminando gli oggetti, le applicazioni oppure alternarti a seconda delle esigenze e dei desideri.

Intanto ti voglio chiarire di cosa sto parlando.

Il minimalismo digitale è una corrente di pensiero che arriva dall'America e che, piano piano, si sta diffondendo in tutto il mondo e mette al centro dei suoi obbiettivi una riorganizzazione delle funzioni nei dispositivi mobili per evitarci di diventare schiavi di questo tipo di tecnologia e, pur non privandocene del tutto, imparare a sfruttarla rimanendo liberi e, perché no, utilizzarla per crearci, in modo consapevole, nuove opportunità.

Ti accorgerai facilmente come eliminando il superfluo riuscirai a trovare il tempo per dedicare le tue energie, fisiche e spirituali alle cose davvero importanti per te.

È molto importante tenere presente che, la maggior parte di noi, ha a disposizione gli identici strumenti su tutti i dispositivi e facenti le medesime cose rimanendo connessi costantemente tra di loro.

Questo primo aspetto, seppur possa sembrarci utile, ci pone in una situazione di stress più grande di quel che tu possa credere perché ci impedisce di staccare la spina e di farci sentire completamente liberi dalle emozioni che potremmo vivere in un determinato momento.

Io, come fotografo, ho deciso di togliere Instagram dal mio telefono, ma di installarlo su un secondo dispositivo che non porto con me mentre lavoro o passeggio. Una volta arrivato a casa, carico quello che ritengo carino sul social network e mi dedico una mezzora ai rapporti con quante persone mi seguano, trascorso il tempo che ho deciso, lo spengo e mi dedico ad altro lasciando che questa rimanga solo un hobby con cui trascorrere solo una minima parte della mia giornata.

Imparare a dedicare un solo dispositivo per ognuna delle poche applicazioni cui proprio non vuoi rinunciare è, quindi, un passaggio obbligatorio ed essenziale per poterti incanalare nella direzione corretta.

Se lavori con il computer, ad esempio, puoi utilizzare due caselle di posta differenti, una personale ed una che riguarda il tuo mestiere, se non hai esigenze di reperibilità (ad esempio se non sei un membro delle forze armate o dedicate alla tutela della salute pubblica), dovrai tenere quella dedicata alla tua professione sul dispositivo che utilizzi quando sei all'opera, evitando di portare con te, durante una passeggiata o un aperitivo con gli amici, qualcosa che possa distrarti.

Un altro consiglio pratico è di dare degli orari precisi in cui controllare la casella personale e di non averla con te costantemente per evitare di doverla controllare ad ogni avviso sonoro, se un tuo amico oppure un tuo familiare ha bisogno di te ti chiamerà e difficilmente ti arriveranno della email che non potrai guardare con la massima calma quando lo riterrai opportuno.

Man mano che prendevo sempre maggior consapevolezza di quel che davvero volessi dalla mia vita, liberandomi del futile, iniziavo a dedicarmi maggiormente alla cura del mio corpo ed avevo cominciato a fare delle corse tranquille al parco.

Indossavo la tuta, mi mettevo al braccio lo smartphone, aprivo un'applicazione in grado di misurare i passi compiuti, la strada percorsa e le calorie consumate durante l'attività fisica.

Quando tornavo a casa, puntualmente, la aprivo ancora prima di farmi la doccia e controllavo cercando di spingermi sempre verso nuovi record per raggiungere traguardi migliori giorno dopo giorno e provando insoddisfazione quando non riuscivo a correre di più, consumare di più, compiere più passi.

Stavo completamente sbagliando approccio perché, inseguendo il minimalismo continuavo a rimanere schiavo di un sistema strutturato per creare insoddisfazione ed offrirmi soluzioni migliori a colmarla.

Mi chiesi per quale motivo stessi andando a correre.

Dovevo, forse, vincere una maratona?

Dovevo partecipare alle prossime olimpiadi?

Assolutamente no, facevo jogging solo per scaricare lo stress della giornata e migliorare la mia condizione mentale e fisica, sudando ed espellendo le negatività.

Rispondendo a queste domande avevo trovato la soluzione più semplice, disinstallare l'applicazione, indossare la tuta, uscire di casa e rientrare quando mi sentivo soddisfatto di quanto avessi percorso per potermi poi fare una doccia rilassante durante la quale dedicare qualche minuto a meditare lasciando che l'acqua accarezzasse il mio corpo.

In quel preciso momento la mia vita aveva compiuto un altro piccolo passo verso la mia serenità e me ne accorsi immediatamente, non dovetti abituarmi della privazione alla quale avevo deciso, non ne sentii la mancanza e sentii subito che la mente ed il corpo si erano riempiti un pochino di più facendo a meno di qualcosa.

Raggiunto questo primo obbiettivo, la domanda che mi posi subito dopo, mi mise davanti ad una realtà inquietante.

Entrando nelle impostazioni decisi di controllare quante applicazioni avessi installate nel mio telefono acquistato non da anni, ma giusto qualche mese prima di iniziare il percorso minimalista, scoprendo, incredulo, di avere 140 oggetti digitali dei quali ne utilizzavo pochissimi ma che, comunque, mi inviavano continue notifiche obbligandomi a controllarle ogni volta che il cicalino impostato attirava la mia attenzione riducendo, sensibilmente, il tempo da dedicarmi.

Per scegliere quali applicazioni utilizzavo davvero, ho pensato di controllare la cronologia per sapere quale fosse stata l'ultima Volta che le avessi aperte ed ho iniziato ad eliminare tutte quelle cui non dedicavo attenzione, se non quando richiamato dai loro avvisi, poi mi sono cominciato a chiedere quale di quelle recenti fossero davvero essenziali scoprendo una marea di spazzatura. Per quelle che più sentivo indispensabili ho proceduto per gradi, per evitare di ottenere l'effetto opposto e di sentirne la mancanza che sarebbe stata contro producente.

Molte erano doppie, ovvero presenti sia sul mio computer che su tutti gli altri dispositivi a mia disposizione e, quindi, iniziai a riflettere su quanto tempo volessi dedicargli e quanto mi distraessero in modo indesiderato.

Facebook, ad esempio, è un social network che mi piace, non lo nego, tutt'ora ho un mio profilo aperto, ma mi resi conto di quanto disturbo mi causasse quando ero in giro per piacere oppure per lavoro e decisi di lasciarlo solamente sul Desktop del computer di casa ed imponendomi di uscire ogni volta che gli avevo dedicato quanto ritenevo giusto.

Non avendolo sempre con me, ho riscoperto il piacere di leggermi un buon libro quando viaggio in treno, oppure di scambiare qualche parola con le persone al mio fianco in autobus, capendo quanto la gente abbia un disperato bisogno di empatia e contatto umano. Basta attaccare discorso su un tema diverso da quello virtuale, ad esempio un bel panorama, oppure una bella giornata di sole, per incanalare una discussione verso un tema positivo ed in grado di migliorare il tempo trascorso con vicini sconosciuti.

Per non trasmettere negatività, invece, evito discorsi politici o sociali con chi non conosco, quelli sono molto pericolosi.

Un'altra influenza negativa, apparentemente innocua, l'ho scoperta più avanti nel mio cammino di redenzione, quando ho iniziato a dedicarmi a tempo pieno al lavoro di fotografo e Della quale, inizialmente, avevo ignorato l'impatto.

Quando scattavo una foto, ovunque fossi, dalle cime innevate di montagna, fino alle assolate spiagge Della costa azzurra, la prima cosa che facevo era mettermi a modificarla per pubblicarla prontamente su Instagram.

Certo, lo spegnevo quasi subito continuando ad impormi di controllarlo la sera, ma quando poi tornavo a casa e mi mettevo a lavorare sugli scatti, mi accorgevo di quanto il lavoro di editing e modifica fosse stato raffazzonato e superficiale obbligandomi a scaricarle sul computer per rimetterci mano e migliorarle ulteriormente facendo il doppio del lavoro ed avendo la metà del tempo per me stesso.

Una volta raggiunta questa consapevolezza ho deciso di eliminarle e di smettere di fare le fotografie con il mio cellulare ma utilizzare delle macchinette adatte al mio lavoro e di dedicare un giorno specifico a lavorarci sia fossero da vendere, sia da mostrare ai miei amici ed a quanti mi seguano. Ho impostato, quindi, le mie giornate alternandole tra di loro, quando il tipo di fotografia me lo consente, dedicando un giorno agli scatti o alla semplice ammirazione dei paesaggi attorno a me, e quello successivo al renderle perfette dopo averle scaricate sul computer ed utilizzando appositi programmi.
Prima di iniziare a lavorare con programmi appositi, solitamente, mi preparo una bella tazza di tè caldo oppure caffè americano, a seconda dell'ora Della giornata cui decido, quindi prendo il tempo necessario per tirare fuori il massimo, dando ancora maggior valore alla passione riuscendo a migliorare la felicità e per quanto fatto.

Un aspetto che ho deciso di tenere separato dalla mia vita è stata anche la fotografia. Se decido di fare un giro con familiari ed amici porto la macchina fotografica solo per conservare ricordi da stampare e catalogare negli appositi album eliminando quelle venute male e non modificandole per riuscire ad assaporare al meglio ogni singolo momento.

Saper equilibrare il tempo serve a mantenere quanto ci serva realmente senza diventare degli asceti isolati dal mondo e privandoci di quel contatto sociale che, comunque, riveste un ruolo importante nella nostra esistenza.

Ovviamente questo non vale per tutti, anche nel minimalismo ci sono persone che scelgono stili di vita estremi e non sta a me esprimere un giudizio, bensì farti presente che non esiste una sola ricetta adatta a tutti, ma tutti possono imparare a preparare quelle più adatta alle loro aspirazioni.

Un aspetto da tenere in considerazione quando andiamo a capire come non essere schiavo del nostro smartphone è quello di imparare a non perderci tra le svariate applicazioni ma imparare a fruire solo di quelle davvero importante, se ci pensi, molto spesso, quando ti arriva una notifica accendi lo schermo solo per controllarla ignorando, o dimenticando, quanto tutto sia fatto per tenerti incollato al tuo dispositivo quanto più a lungo possibile ed è molto comune passare da una notifica ad un video su youtube, oppure ad un film appena uscito su Netflix o, ancora peggio, capitare in pagine senza nemmeno ricordare il motivo per il quale avevi preso in mano il tuo telefono.

Vendere l'ultimo modello per acquistarne uno con una fotocamera peggiore ed un monitor più piccolo può sicuramente essere un aiuto supplementare per aiutarti a prendere la corretta strada, sopratutto se la memoria a disposizione sarà limitata, imparerai presto a fare una selezione migliore rispetto ad uno capiente e performante dal quale non sentirti appagato per non poterlo sfruttare appieno.

Quando ho comprato il mio, per altro pagandolo pochissimo, ho impostato il layout nel modo meno dispersivo possibile, non installando tutti quegli strumenti in grado di distrarmi portandomi via del tempo prezioso.

Mi sono limitato ad inserire il tasto chiamata, perché, è bene sottolinearlo, un telefono dovrebbe servire, perdona il gioco di parole, sopratutto per telefonare, quindi ho aggiunto Google Chrome che, personalmente, mi torna utile quando voglio approfondire velocemente un tema, accedere ai siti di notizie o tradurre velocemente una parola di cui non ricordo il corrispettivo in inglese, la fotocamera per catturare momenti di vita personale e la calcolatrice, perché non sono bravo con i conti e mi sento più sicuro quando devo controllare un resto oppure se devo fare un preventivo al volo.

Il resto l'ho completamente eliminato dalla mia vita comune, relegandolo ad altri dispositivi da utilizzare per l'occasione dedicandogli il tempo strettamente necessario per lavorare oppure per passarci il tempo che ho deciso.

Prima di concludere questo paragrafo e passare al prossimo dove entrerò nel dettaglio di come vivo attualmente la mia vita minimalista, vorrei portarti a conoscenza di un aspetto che ti potrebbe interessare legato a questo particolare aspetto.

Molte persone, eliminando il superfluo ed imparando a gestire l'essenziale sia nella vita che nei propri dispositivi mobili ha iniziato a girare letteralmente il mondo sfruttando le potenzialità della rete e riuscendo a tramutare la loro passione in lavoro.

Studiando le molteplici funzionalità della rete e non dovendo buttare via i propri risparmi per mantenere una vita piena di cianfrusaglie inutili, ma svuotandola guadagnando tempo e risorse, sono riuscite nel concentrarle alla perfezione per colmare le loro aspettative e si sono trovati a poter realizzare sogni altrimenti impossibili.

Questo non significa che anche tu debba girare il mondo ed iniziare a fare il documentarista, ma farti riflettere di quante possibilità che pensi siano solo per pochi "ricchi figli di papà" possano aprirsi imparando a mettere le tue energie per essere felice evitando di perderti nei labirinti esistenziali cui la società ci ha abituato fino a renderci schiavi consapevoli.

Rompendo questo sistema sbagliato riuscirai a liberarti di catene che sono più mentali che fisiche e riuscirai a dare una svolta determinante e tornare ad essere, in parte, quel sognatore che eri da bambino.

Non conta che tu decida di girare il mondo, fare il muratore, oppure concederti qualche viaggio di tanto in tanto, l'importante che tu abbia iniziato ad entrare nella concezione mentale del minimalismo e dei benefici che potrai cogliere una volta intrapreso questo stupendo viaggio di cui ti sto raccontando.

Capitolo 4: Come Avvicinarsi Al Minimalismo

È giunto il momento di iniziare ad approfondire i diversi metodi per riuscire ad avvicinarsi sempre di più ad uno stile di vita volto allineato con la nostra mente senza, necessariamente, dover diventare l'uomo dei boschi vivendo come un novello Robinson Crusoe, ma riuscendo a mantenere una splendida vita sociale, diversa dagli altri e molto più appagante.

Il primo aspetto che mi sento di sottolineare nuovamente, è quello di ricordarti quanto non esista il minimalismo perfetto per tutti e le scelte da compiere dovranno essere sempre e solo le tue, perché tra me e te, non c'è alcuna gara che premierà chi ha tolto di più, vivendo con meno, ma una sfida con te stesso nella quale a vincere sarai solo ed esclusivamente tu sfruttando questi consigli ed applicandoli nei modi che desidererai al fine di riuscire ad avere un benessere che ti consentirà di sentirti più leggero, vivere un'esistenza più semplificata in perfetto ordine tra fisico e mente. Il primo passo verso la tua rinascita è riuscire a dare importanza alle risorse a tua disposizione, siano esse aleatorie come il tempo, impiegato nel soddisfare i tuoi desideri, lo spazio fisico e mentale, con il quale conquistare sempre maggior elasticità nei movimenti e nei ragionamenti riducendo lo stress ed il denaro che inizierai ad impiegare con l'unico obbiettivo di soddisfare le tue esigenze di vita, sia esso in viaggi oppure in altre destinazioni.

L'approccio interiore, infatti, ricopre un ruolo molto importante per riuscire a diventare minimalista ben più di quello reale ed è l'elemento centrale della tua trasformazione, seppur non sia sufficiente ripetere qualche frase o gesto come mantra, è evidente come tutto debba partire dalla tua precisa volontà, se le azioni che compierai saranno dettate, esclusivamente, dal voler mettere in pratica i miei suggerimenti, con molta probabilità, finirai per tornare alla vita di prima rischiando di rovinare quanto di buono tu abbia provato a fare.

Qualunque guida tu decida di seguire al termine della lettura, sia mia che da altre fonti come, ad esempio, il consiglio di un amico è importante che tu metta al centro il tuo esclusivo interesse ed in base a quello maturare ogni scelta.
La tua vita deve diventare come il sole del nostro sistema, un faro luminoso da cui tutto dipende, tutto il resto deve rappresentare i pianeti che distanti tra loro ma in perfetta armonia gli gravitano attorno assaporandone l'energia senza metterla in discussione per tutta la loro esistenza, mentre gli ostacoli dovranno essere considerate come delle

comete, belle ma destinate a scontrarsi con la tua determinazione.

La motivazione, quindi deve essere il motore trainante di tutto il processo e questa può arrivare sia da te, che da diverse fonti di ispirazione.

Al termine della lettura di questo libro, infatti, potresti sentire il bisogno di approfondire ulteriormente alcuni aspetti e la rete può diventare un'importante fonte dove recuperare altre esperienze dirette dalle quali prendere spunto in base alla tua esigenza personale.

Una volta raccolte le tue energie mentali è il momento di passare alla seconda fase che, all'apparenza potrebbe essere la più difficile, perché gli oggetti che ci circondano, spesso, vengono associati a dei ricordi come un viaggio, il regalo di natale di un parente, la festa di laurea oppure una tua spesa fatta in un determinato periodo della tua vita.

L'impatto economico, forse, è il limite più complesso da superare perché capisco benissimo cosa possa significare privarsi di un qualcosa dopo averlo pagato e potrebbe metterci di fronte un ostacolo duro e complesso.

Io, personalmente, brancolavo nel buio più totale.

Dopo essermi liberato, con una certa facilità, del candelabro mai acceso che avevo acquistato in Sicilia, ho iniziato a trovare sempre maggiore difficoltà e mi stavo accorgendo di quanti erano gli oggetti che decidevo di tenere rispetto a quelli che eliminavo, causando un corto circuito mentale tra la mia voglia di cambiare e la mia dipendenza condizionata da anni di consumismo.

Ho riflettuto a lungo come fare senza sentirmi stressato ed ho deciso che avrei dovuto comportarmi come se fosse un concorso di cucina tipo Master Chef ed io il giudice supremo che avrebbe deciso cosa avrebbe continuato a fare parte della mia e cosa, invece, avrei eliminato.

Mi preparai una lista in base alla difficoltà che provavo nello scegliere e decisi di partire prima da quanto mi creava meno problemi e di avanzare mano a mano per categoria senza mescolare a caso recuperandoli man mano che mi capitavano davanti agli occhi, in questo modo stavo imparando a dare delle priorità e stavo, inconsciamente, iniziando a trovare equilibrio seguendo uno schema che fosse razionale e volontario e non dettato da influenze esterne.

Per prima cosa misi i vestiti, trovando molto facile scegliere quelli belli da quelli brutti, poi passai all'intimo ed ai calzini, scoprendo di averne a decine spaiati messi in un angolo in attesa di trovare il compagno. Quelli finirono immediatamente nella spazzatura.

Io non ho mai avuto tante scarpe, ma se sei una ragazza che ama collezionarle oppure un uomo con lo stesso hobby, io lo aggiungerei al terzo posto perché, anche qui, ti sarà davvero facile trovare quelle rovinate, vecchie, oppure che non usi da tempo.

Nella mia, personale, terza posizione, invece, ho messo i prodotti per la cura dei baffi e della barba, annusando e controllando le scadenze dei vari profumi o lozioni che possedevo. Le buttai in un attimo praticamente tutte tenendo solo quelli che davvero utilizzavo ogni giorno. Ovvero uno solo. Un dopobarba fresco e profumato. Tutti gli altri li tenevo nel mobiletto sotto al lavandino da anni, alcuni non li avevo nemmeno aperti, comprati solo per essere stato convinto da qualche avvenente commessa che mi aveva offerto un campione omaggio in prova.

Se sei una donna puoi applicare lo stesso concetto per trucchi, rossetti e prodotti per la pelle. Dimmi la verità... quanti di questi usi realmente ogni giorni? Non sei sicura di poterne limitare la presenza giusto ad un paio di confezioni?

Ovviamente, come ogni parte di questo libro, ricordati che la scelta è sempre tua. Se ti piacciono davvero tanto i prodotti per la cura della pelle, rifletti quali eliminare e non buttarli solo perché sono io a dirtelo. Ricorda: sii padrona o padrone della tua vita.

Al quarto posto della mia lista personale avevo messo quella che, invece, si è rivelato un vero e proprio viaggio tra i dubbi esistenziali: gli attrezzi da cucina.

Non puoi capire quanti oggetti avessi senza conoscerne nemmeno la loro funzione, relegati ad arrugginire o ammuffire negli angoli di qualche cassetto per me inesplorato.

Guanti da forno vecchi e bucati, una quantità esagerata di strofinacci, tante posate da far invidia ai ristoranti della regina Elisabetta e mai utilizzate tutte assieme, realmente inutili che ho sostituito con un numero ben inferiore, adatte al tipo di amici che accolgo in casa quando facciamo qualche cena. Nel forno tenevo, letteralmente, una collezione di recipienti in plastica tipo Tapperware che non ho mai utilizzato tutti insieme contemporaneamente, al massimo un paio in cui inserivo qualche pietanza avanzata da riporre in frigorifero per il giorno seguente, ma sicuramente non avevo bisogno di tenerle tutte. Oltre ad essere inutili occupavano una parte importante della mia cucina ed ogni volta che dovevo utilizzarlo mi toccava svuotarlo, cercare un posto provvisorio, aspettare che si raffreddasse una volta che avevo finito di cuocere qualcosa, pulirlo e riporre ciascun recipiente cercando di dare sfoggio alle mie abilità acquisite giocando a Tetris nei cabinati anni ottanta. Me ne liberai facilmente e trovai tanti amici che furono entusiasti di riceverle.

Se, però, uno di quegli amici sta leggendo il libro ora, probabilmente, si ricorderà di me e mi maledirà per avergli complicato la sua strada verso il minimalismo.

Tornando seri, al quinto posto della mia lista ho voluto inserire i prodotti per la pulizia della casa che tenevo stipati sotto al lavandino insieme a spugne ormai completamente logore.

Sono sempre stato un tipo piuttosto ordinato ed attento alla pulizia della casa e, pur non essendo un maniaco compulsivo, approfittavo spesso delle offerte sugli igienizzanti per fare scorta, ritrovandomi con molti flaconi interi e che difficilmente avrei finito perché colpito da qualche nuova promozione o nuovo profumo perché annusavo sempre l'odore dei prodotti per la casa prima di comprarli.

Ora non lo faccio più da molto tempo, so quale mi piace e mi limito a comprare quello solamente quando sto per finire il flacone precedente a prescindere dalle eventuali offerte promozionali a prodotti che, invece, so di non utilizzare.

Alla posizione numero sei inserii un macro numero di oggetti, ovvero tutti quelli legati ad un evento particolare e che avessero un importanza sentimentale che potesse spingermi ad avere dei ripensamenti.

Pensavo, quando stilai la lista, che a quei punti sarei riuscito a scegliere con maggior raziocinio, ma, quando ci arrivai, mi accorsi di non essere ancora pronto, fino a quel momento avevo fatto una cernita piuttosto semplice e buttato via solo cianfrusaglie e ciarpame usurato, logoro e che, per me, non rappresentava nulla. Decisi di spostarlo un pochino più in giù, perché il mio obbiettivo era chiaro, ma non volevo che fosse traumatico.

Questo particolare mi serve per tornare a consigliarti di non essere eccessivamente rigido nei traguardi che ti poni, ma di avere l'elasticità mentale di adattare le varie situazioni alle tue esigenze, affrontandole senza stress ma solamente quando sarai pronto, esattamente come ho fatto io.

Se dovessi, invece, rimanere inflessibile rischieresti di passare dall'essere schiavo del consumismo, all'essere schiavo del minimalismo, mentre questo non è l'obbiettivo di nessuno dei due.

Piuttosto... ti sei ricordato di ripetere "Voglio essere felice?".

Io non te lo ricorderò più e, nel caso in cui tu possa trovare fastidioso e poco utile ripeterlo, non farlo. L'importante è volerlo davvero.

Al settimo posto, quindi, decisi di inserire i libri.

Quelli, per me, avevano un significato molto particolare perché la maggior parte di essi li avevo acquistati per leggerli e solo alcuni mi erano stati regalati, quindi riprenderli in mano mi riportò alla mente le stesse motivazioni che mi avevano spinto ad acquistarli facendomi tentennare non poco. Riuscii a convincermi facendo due riflessioni che trovo utili e che mi sento di condividere anche con voi, se, come me, ne avete molti e trovate difficile liberarvene.

Un libro esce con l'obiettivo che possa venire letto da quante più persone possibili, certo c'è anche l'aspetto economico di chi l'ha scritto, ma va sottolineata la sua natura altrimenti rimane un semplice soprammobile impolverato da pulire di tanto in tanto.

Secondo aspetto di cui non avevo mai pensato prima di iniziare il mio percorso, sono le biblioteche dove poter prendere in prestito quelli che davvero ci interessano, leggerli con calma e poi riportarli per consentire ad altri di fare altrettanto. Se proprio lo si trova noioso e non ci piace, possiamo comunque tornare dove l'abbiamo preso per sceglierne un altro evitando che si accumuli nuovamente.

Trovai moltissima soddisfazione nel leggere le trame sulla quarta di copertina per scegliere con cura le persone a cui li avrei regalato, per ognuno preparai dei biglietti per far sapere i motivi per cui avevo scelto proprio quell'amico e quale aspetto mi aveva convinto a passarglielo affinché lo leggesse.

Mi impegnò diversi giorni che passai davvero soddisfatto e contento di quanto stessi facendo, riuscendo a entrare ancora meglio nella mentalità minimalista, perché vedevo un percorso meno faticoso rispetto agli oggetti affettivi.

Passai subito dopo a loro ed applicai lo stesso metodo, cercando di regalarli in modo mirato e non trovai più alcuna difficoltà, anzi, ormai ero partito e viaggiavo come un tight end di football americano lanciato verso la prossima meta.

Essendomi liberato dallo schema mentale del possesso ad ogni costo, trovai piuttosto semplice liberarmi, finalmente, degli oggetti ma dovetti comunque applicare un sottoschema procedendo per gradi e tenendo bomboniere, biglietti di auguri o roba simile per ultimo, in fondo aveva già svolto il loro compito e non aveva più alcun senso tenerli.

Qualcosa provai anche a venderlo online riuscendo a raggranellare qualche euro, cosa che non fa mai male e ci aiuta a trasmetterci un segno tangibile di quanto stiamo facendo. Io mi ero ripromesso di andare a Madrid per qualche giorno appena mi fossi liberato di tutto il superfluo per staccare un pochino e ricaricare. Ogni volta che un oggetto veniva venduto si avvicinava il traguardo prefissato. Per me è stato importante trovare un modo per premiare il mio impegno, sopratutto all'inizio, perché mi faceva rimanere in carreggiata evitandomi di perdere la strada. Poi, man mano, questo non occorrerà più perché sarà soddisfacente il semplice equilibrio.

Di come ho liberato i miei dispositivi digitali ho già parlato nel paragrafo precedente e non mi ripeterò, sappi, però, che l'ho messo alla ottava posizione perché ero consapevole che alcune di esse mi avrebbero portato problemi.

In realtà non seguii l'elenco in questo caso e procedetti in ordine sparso. Quando mi trovavo in treno, oppure nella stanza, mi dedicavo qualche minuto a cancellare qualcosa.

Le fotografie, però, mi hanno messo in difficoltà.

Non tanto perché ci fossi realmente legato, quanto perché erano davvero tantissime e guardarle tutte si rivelò una bella impresa cui dovetti dedicare molto tempo.

Le scaricai sul computer ed iniziai a creare diverse cartelle in cui le mettevo per tipo, anno, festività e solo dopo le rianalizzai una per una prendendo la decisione di tornare all'antica e comprando alcuni album online, stampando quelle a cui tenevo davvero o che mi evocavano particolari ricordi ed eliminando tutte le altre.

Certo, le foto sono ancora piuttosto numerose, ma d'altronde è il mio lavoro e la mia passione e non credo di poter rinunciare davvero a tutte.

Ricordati anche te, non devi eliminare tutto, solamente quello che non è più davvero importante e che non ti fa stare bene.

Se, come me, ami le fotografie, tenerle ben ordinate in cartelle dedicate oppure su qualche cloud online, non potrà certo farti male, purché non sia solamente un capriccio.

Gli ultimi due posti li tenni per le attività giornaliere e per gli amici, ma di questo ne parleremo in modo approfondito nei capitoli successivi.

Ora mi preme spiegarti quale metodo adottai per tutto quanto avessi.

Per ogni oggetto, reale o virtuale, che esaminassi mi chiedevo se mi servisse realmente e se mi facessi sentire bene possederlo. Riflettevo se metterlo da parte mi avrebbe portato ad utilizzarlo o dimenticarlo come già fatto prima di iniziare il mio percorso rivoluzionario di rinascita, se era passato almeno un mese dall'ultima volta che l'avevo tenuto con me lo eliminavo con pochissime eccezioni.

Ad esempio tenni la macchina per fare il pane, pur non avendola mai utilizzata pensai che potesse essere una buona occasione ed iniziai a sfruttarla praticamente tutti i giorni trovandola comoda ed utile e scoprendo come, fare una scelta di liberazione, possa portarci a rivalutare qualcosa che, invece, sottovalutavamo.

Se rispondevo negativamente alle questioni che mi ponevo, allora cercavo di capire se sarebbe potuto essere utile ad altre persone, perché, comunque, buttare roba buona non era una cosa che mi dava alcuna gioia, quindi, per quanto possibile, pensavo sempre a come dargli una nuova vita. Molti abiti li donai alle varie associazioni di volontariato, mentre regalare altri oggetti agli amici mi consentì di riallacciare rapporti, vedere persone con cui non ci si sentiva da tempo se non virtualmente e, di tanto in tanto, raccontare loro del cambiamento in atto nella mia vita.

Qualcuno ha deciso di seguirmi e questo mi rende contento, perché avere vicino qualcuno che ci sostiene è comunque un modo per potersi confrontare o condividere esperienze, paure e desideri.

Capitolo 5: Il Minimalismo Nelle Relazioni Sociali

L'essere umano è un animale che basa la sua esistenza nell'instaurare rapporti più o meno duraturi con i propri simili, fondando la società proprio sui legami siano essi di lavoro, sentimentali o parentali.

Alcune persone scelgono l'isolamento preferendo una vita lontana dagli altri e, pur non essendo così rari, rappresentano un'eccezione alla normalità ed alla consuetudine nonché un esempio che non potremmo imitare tutti, sia proprio a causa della nostra natura, sia perché, in caso contrario, crollerebbe l'esistenza stessa della nostra comunità.

Vista l'importanza che rappresenta per tutti lo trascorrere del tempo insieme al prossimo è un elemento che merita di essere trattato in modo molto accurato e preciso perché anche questo rappresenta un punto da affrontare per arrivare al completamento del percorso cominciato insieme e, probabilmente, potrebbe essere tra i più difficili.

Prima ancora di iniziare ad interagire con le altre persone condividendo la tua nuova scelta di vita, dovrai cercare di prepararti ad essere paziente perché non tutti capiranno appieno cosa possa significare essere minimalista e potresti subire anche qualche battuta infelice.

Ricordiamo sempre che le novità non sempre sono ben accolte dalla maggioranza delle persone, sopratutto quando si tratta di capire dei concetti non molto comuni, seppur seguiti sempre da un numero crescente di estimatori.

Probabilmente subirai giudizi non propriamente entusiasti e alcune volte dovrai fare i conti con la rabbia e la frustrazione, ma se riuscirai a tenere bene a mente i tuoi obbiettivi, riuscirai a farti forza e trovare nelle tue azioni l'energia positiva necessaria a trasformare un evento negativo in una nuova opportunità.

La maggior parte, semplicemente, non ha familiarità con la vita minimalista e le obiezioni che muoveranno possono essere l'occasione per comunicare con loro i concetti base del tuo nuovo modo di essere felice e sereno, magari potresti spiegare loro cosa stai facendo o cosa hai fatto, quali sono state le tue scelte, i tuoi progetti condividendo con loro una parte della tua gioia e della tua determinazione.

Se sarai propositivo e non ti chiuderai a riccio per respingere le critiche, potresti regalare loro gli strumenti per poter seguire i tuoi passi facendoli sentire complici del tuo percorso trasmettendogli amore attraverso una comunicazione pacata ed equilibrata.

Imparare a parlare piano, sottovoce, senza urlare per imporre le tue ragioni è anche questo un passaggio per assaporare al meglio l'equilibrio che è alla base della rivoluzione che stai compiendo, perché ti aiuta a mantenere il controllo delle influenze esterne evitandoti di essere schiavo anche dei comportamenti degli altri nei tuoi confronti.

Essere padroni di se stessi, significa anche non cadere nelle provocazioni, non cedere alla rabbia o al nervosismo ma mantenere fuori dal vostro universo lo stress causato da situazioni spiacevoli o impreviste.

Certo, capita anche a me di arrabbiarmi e di litigare con qualcuno, ma quando mi passa il nervoso non provo piacere di come mi sono comportato e sento di aver ceduto la razionalità all'impulsività, finendo per avere una piccola ricaduta di percorso, seppur nulla di grave.

D'altronde non stiamo ricercando la santità perpetua, siamo pur sempre esseri umani soggetti ad emozioni, paure ed insicurezze, però riuscendo a controllarci possiamo cercare di mantenere il controllo delle nostre azioni.

Ti assicuro che tutte le volte in cui riesco a non farmi vincere da reazioni incontrollate, ne sono felice anche se, in una discussione, l'interlocutore dovesse rimanere nella sua posizione rifiutando di darmi la ragione che penso di avere.

Dopo tutto quando si litiga si crede sempre di essere nel giusto, ma solo mantenendo i nervi saldi si può evitare di accumulare tensioni inutili e, a volte, capita anche di rendersi conto di essere nel torto, oppure si riesce a convincere gli altri delle proprie affermazioni.

Sopratutto all'inizio potrebbe capitarti di sentire il bisogno di far sapere agli amici di voler fare un cambiamento drastico nella tua vita, ma è importante capire quando farlo e scegliere con cura i momenti giusti per assicurarti di essere compreso.

Se tua madre sta lavando i piatti, o la tua ragazza sta guidando ascoltando musica con l'autoradio, difficilmente riuscirà ad ascoltarti con la giusta attenzione ed i loro commenti potrebbero apparirti superficiali e frettolosi, frutto più di incomprensione che di un reale giudizio sul minimalismo.

Gli stai spiegando qualcosa di nuovo, non semplice da condividere, prenditi il tuo tempo perché è importante per entrambi. Riuscendo a trovare il momento ideale potresti anche avere delle sorprese inaspettate e, perché no, coinvolgere la persona ad accompagnarti percorrendo con te la stessa strada.

Quando l'ho raccontato al mio migliore amico, una persona squisita, sempre disponibile, ma con il dannato vizio di voler ridere e fare battute su tutto ed in ogni momento, l'ho invitato a prenderci una bella birra assieme.

Ci siamo seduti al pub e, con calma, gli ho fatto vedere il telefono meno performante che avevo acquistato al posto di quello ultimo modello che mi invidiava sempre.

Avrei potuto regalarlo a lui effettivamente, ma non ci pensai e l'avevo venduto.

Dopo qualche risata iniziale per la novità, si mostrò, inaspettatamente, interessato e mi ascoltò per tutto il tempo facendomi moltissime domande, molte delle quali le ho poi raccolte in questo libro che condivido con te e complimentandosi con me per il coraggio mostrato.

Non mi ha seguito nella mia esperienza, ma ogni volta che viene a trovarmi prova invidia per quanto sono riuscito a fare tornando ad essere padrone di me stesso facendomi capire quanto sia stato importante, partendo da un argomento che sapevo avrebbe catturato la sua attenzione, riuscire ad esprimermi con la necessaria calma nei modi e nei tempi giusti.

Sicuramente la maggior parte delle domande che ti verranno poste inizieranno con un "perché", preparati, a me ne hanno chiesti davvero molti, probabilmente più degli oggetti di cui mi sono liberato.

Preparati, quindi, a concentrarti sugli aspetti positivi e sui benefici che stai raccogliendo per strada elevandoli e dandogli la giusta importanza e facendo ben capire quanto ti stiano cambiando la vita in meglio ma evitando di esagerare o sovrastimare i veri effetti, perché se sarai onesto con loro potrai godere ancora di più e trovare maggior forza nel proseguire con la giusta costanza ed il corretto impegno.

Diversamente, mentire, esagerare, finiranno per creare delle false aspettative sia negli altri che, sopratutto, in te stesso perché ti sembrerà di non arrivare mai ai veri motivi per cui lo stai facendo, essere onesti è un altro tassello per il tuo nuovo universo di piacere e benessere.

Eviterei di menzionare direttamente gli oggetti di cui ti sei liberato, se non strettamente necessario a incanalare il discorso verso quel che vuoi dire, come nel mio caso, perché rischierai di instaurare più un clima di stupore spostando l'attenzione verso quello che hai, dal loro punto di vista, perso, piuttosto che mantenerla sulla libertà che sei riuscito a guadagnarti e del piacere che provi ad esserti riappropriato della tua vita e della tua indipendenza dal materialismo consumista cui molti sono assuefatti.

Cerca di coinvolgere nella tua scelta, sopratutto, le persone a te vicine perché se tu puoi scegliere cosa comprare e cosa non acquistare, diverso è il normale punto di vista degli amici o dei familiari che, difficilmente, potrebbero accettare di non farti un regalo per il compleanno oppure per Natale. Troveranno brutto non scartare assieme a te una sorpresa fatta con il cuore, o per mantenere le apparenze.

In questo caso dovrai essere abile a far capire l'importanza che riveste per te il semplice stare assieme, il condividere una bella giornata di sole, una passeggiata in montagna o anche la cena tra parenti in visita.

Fai sapere quali siano le tue reali sensazioni che potresti provare nel dover rifiutare o, peggio, buttare un regalo, quando preferiresti semplicemente ricevere amore ed affetto, per te molto più piacevoli di un mero pensiero consumista.

Comunicagli con gioia il tuo desiderio di non ricevere oggetti senza lasciare che le emozioni negative possano prendere il sopravvento, ma la fai in modo di poter spiegare il tutto con calma, magari ripetendo per l'ennesima volta quello che stai compiendo, perché lo stai facendo ed i benefici che stai cogliendo semplicemente rinunciando a qualcosa.

Se proprio vogliono farti un pensiero, puoi provare a far sapere loro di cosa hai realmente bisogno, se hai dovuto buttare un tagliere perché logoro, potresti, semplicemente, dirglielo facendogli capire quando non sia fondamentale il ricevere qualcosa, quanto poter sfruttare realmente quello che decideranno di darti.

Un altro regalo che potresti suggerire è quello di un esperienza da trascorrere insieme a seconda dei vostri gusti, un viaggio, una cena, una passeggiata in montagna, una sauna in un centro benessere, questo non posso io a suggerirlo, dipende da quello che ti piace fare realmente.

Io, con mia Nonna, vado, quando ci sono le ricorrenze, al cinema a vedere qualche commedia ridicola che so piacergli.
Lei è contenta di pagare il biglietto anche per me, trascorrendo insieme delle belle serate ridendo e ricordandoci quanto ci vogliamo bene, incanalando energie positive accontentando il suo bisogno di darmi qualcosa e, al tempo stesso, dare io qualcosa a lei.
Per non ricevere stress, cercate di non essere troppo intransigenti quando comunicate la vostra intenzione di non voler più oggetti materiali e cercate sempre, come spiegato negli esempi, di proporre alternative che possano far felici entrambi, spostando i loro dubbi e le loro perplessità man mano sempre più verso l'effetto positivo del condividere un'emozione assieme.
Un oggetto si può rompere, può andare perso oppure non essere gradito, un momento trascorso con le persone che si amano sarà ricordato anche dopo anni e raccontato a più riprese per rivivere, a parole, le stesse gioie e la stessa felicità.

Potete fare un esempio riportando qualche evento precedente alla vostra scelta che ancora vi fa ridere di gran gusto, in questo modo i vostri gesti e le vostre parole potranno essere sempre indirizzate verso la positività e la bellezza di essere minimalisti.

Per quanto possiate sforzarvi, però, mettete in conto che qualcuno lo riceverete comunque. Mia nonna ha accettato la mia scelta, la vostra potrebbe non essere così contenta di non vedervi scartare qualcosa insieme agli altri.

In quel caso non siate duri con loro e non prendete la questione come un affronto personale, semplicemente ricordate quanto le abitudini siano complicate da cambiare e tenete a mente il fatto che a voler essere minimalisti siete voi, non necessariamente anche gli altri. Per evitare di tornare ad accumulare oggetti a causa degli altri, potete trovare il modo di non sprecarlo, dandolo ad altri oppure, se è possibile, utilizzandolo per fare della beneficenza, ma cercate di non buttarlo, perché anche lo spreco insensato è un brutto ostacolo.

Le relazioni sentimentali come quelle con un fidanzato oppure la propria moglie possono rappresentare un piccolo ostacolo nel coinvolgerli nella nostra scelta perché potremo apparire diversi dalla persona che hanno scelto di trascorrere la propria vita e diventa molto importante cercare un dialogo imparando a gestire i propri spazi vitali.

Innalzare un muro di rifiuto facendo credere di essere perfetti, scaricando eventuali frustrazioni sul proprio partner rischierebbe di incrinare il vostro rapporto e non può rappresentare una soluzione, semmai diventare un problema in grado di scatenare pericolose reazioni a catena capaci di gettare al vento tutti i vostri sforzi o, peggio ancora, causare separazioni indesiderate.

Io, quando ho iniziato il mio percorso, ero solo, non stavo vivendo una relazione sentimentale, ma ho dovuto solamente rimandare la questione a quando avrei trovato una nuova persona con cui avessi deciso di vivere insieme.

Mi sono, dunque, preparato per tempo e se sei single dovrai comunque mettere in conto che, prima o poi, anche tu dovrai raffrontarti con un'altra persona e che questa potrebbe non accettarti.

In questo caso, il dialogo e la pazienza ricoprono un ruolo chiave nel riuscire a proseguire per la strada intrapresa e dovrai mostrare maggiore pazienza cercando di trasmettere ogni sensazione positiva ed escludendo tassativamente litigi o discussioni accese che non faranno altro che respingere a priori la tua scelta di vita.

Al contrario potrai fare forza sul tuo amore e sulla tua voglia di continuare a vivere con lei o con lui nonostante le differenze reciproche in modo che la tua metà possa usufruire, seppur in maniera indiretta, degli effetti positivi del tuo stato emotivo equilibrato.

Il vostro rapporto di coppia e la vostra intimità, assolutamente da non sottovalutare, riceveranno direttamente tutta l'energia e potrete diventare sempre più complici e non è da escludere che, seppur non in modo convito come è stato per te, anche il tuo partner possa decidere, gradualmente, di eliminare qualche oggetto di troppo, magari aiutandolo a partire come hai fatto tu con i vestiti durante i cambi stagionali.

Invece che metterli altrove potresti chiedergli se abbia ancora intenzione di utilizzarli, se li abbia indossati spesso e se non sarebbe meglio darli a qualcuno capace di sfruttarli nuovamente oppure in beneficenza.

Man mano, il tuo esempio, potrà essergli da guida perché imparerà a trascorrere con te il tempo positivo che ti stai costruendo ed il minimalismo finirà con portarlo a provare nuove sensazioni e nuove emozioni dai quali potrà trovare una nuova energia vitale.

Quello che conta è sempre cercare la condivisione ed evitare di buttare oggetti altrui senza il loro consenso e ricordati che anche tu non hai eliminato tutto, ma solo quello che ritenevi superfluo e che non ti desse più la soddisfazione che ritenevi di ricevere quando l'hai acquistato o ricevuto, la stessa cosa vale per lui.

Quello che a te non piace, non significa che anche a lui o lei non dia soddisfazione o non la renda felice.

Tutte le belle cose di cui ti ho parlato in questo capitolo, però, rischiano di non essere sufficienti e troverai alcune persone negative che finiranno, volontariamente o meno, per rovinarti la vita causandoti ansia e tensioni di cui vorresti fare decisamente a meno.

In questo caso potresti prendere in considerazione l'eventualità di rompere i legami con queste persone nei limiti del possibile e sempre senza dover dichiarare una rottura definitiva del rapporto di amicizia o sentimentale.

Dovrai essere onesto con loro e con voi stessi senza mentire e senza cercare scontri inutili e peggiorativi.

Sarà la fase più difficile e ti consiglio per procedere per gradi partendo prima dal dialogo, ma cercando comunque di non essere rigido nemmeno in questo caso perché, come si dice, chiudere i ponti con gli altri potrebbe portare a pentimenti, risentimenti e sensazioni molto spiacevoli perché gli amici e le altre persone non sono oggetti e, se abbiamo deciso di donargli una parte del nostro cuore, potremo sentire la loro mancanza.

Quindi pesa bene e poniti le domande giuste al momento giusto, prendendoti la calma ed il tempo necessario a riflettere con attenzione, mai dopo un eventuale litigio, dove il nervosismo potrebbe portarti a perdere la razionalità e l'equilibrio che cerchi nel scegliere cosa fare della tua vita, ma sempre a freddo, quando eventuali sentimenti di rabbia e rancore si siano assopiti.

Se la persona con cui trascorri del tempo non ti da gioia, non porta felicità, se il solo veder apparire il suo nome sul telefono quando ti cerca crea una sensazione di stress e di disagio, allora potrebbe essere una buona idea prenderti una pausa facendogli capire quali siano gli aspetti del suo carattere o del suo atteggiamento che trovi poco carini.

L'onestà non è sempre accettata dagli altri e viene respinta sopratutto quando evidenza i difetti, ma serve a te stesso per riuscire a dirti sempre la verità e a non nasconderti nulla, come detto all'inizio di questo libro, la tua condizione mentale deve essere improntata sul voler essere felice e libero da schemi mentali capaci di rovinarti la vita. Eliminare le persone inutili rientra in questo percorso. Negli ambienti familiari, invece, consiglio molta prudenza perché non è una buona cosa litigare con i propri genitori, con i fratelli, con tuo marito o con tua moglie andando a distruggere rapporti che, in linea di massima e salvo casi estremi, potrebbero seriamente farti sentire troppo solo.

Sopratutto se ci sono di mezzo dei figli occorre cercare di procedere con cautela perché, comunque, subentrano questioni di tipo anche legale oltre ad affettivo.

Come ho scritto spesso in queste pagine ti consiglio, quindi, di non essere eccessivamente fermo nelle tue posizioni, qualunque esse siano, perché non sempre eliminare porta a sentirsi meglio e non è il perdere tutto che ti condurrà ad essere felice, bensì riuscire a trovare i giusti compromessi tra le tue esigenze, la tua vita, la tua serenità e quella delle persone a te più care.

Ricapitolando, una volta che avrai fatto le tue scelte anche a livello personale, cerca di capire quali siano davvero i tuoi amici cari e cerca in loro la complicità, facendo in modo che possiate vivere pienamente delle esperienze in grado di soddisfare pienamente entrambi dando pieno valore al tempo che trascorrete insieme.

Evitate di isolarvi, stare da soli non è quasi mai la soluzione migliore, ma pesate con cura tutte le persone che vi circondando evitando che tu possa circondarti di gente solo perché collega di lavoro oppure vicino di casa.

Questo non significa non diventare antipatico e rifiutare la loro vicinanza, ma semplicemente iniziare a considerarli per quelli che sono realmente: conoscenti con cui instaurare comunque un rapporto piacevole pur non essendo realmente amici.

Non sentitevi obbligati a cancellarli solo perché non la pensano come voi, ma limitatevi a passare del tempo solo per lo stretto necessario, una cena d'affari, scambiarvi qualche verdura se con i vicini condividete la passione per l'orto, un saluto quando vi incrociate, ma nulla di più se questo non riempie la vostra vita di amore e felicità.

Tenete l'esclusione totale solo come gesto estremo riservato proprio a quanti non sopportate. I social media, in questo, possono anche diventare uno strumento importante, perché sfruttandolo al meglio potrebbe mettervi in contatto con altre persone che seguono il vostro stile di vita, offrendovi la possibilità di nuove amicizie, di condividere insicurezze e paure trovando un supporto da chi la pensa simile a voi.

Io, ad esempio, sono entrato in un gruppo Facebook dedicato al minimalismo e sono andato a trovare una coppia italiana che vive in Scozia conosciuta grazie alla condivisione del percorso attraverso la piattaforma ed è nata una bella amicizia a distanza e, di tanto in tanto, ci incontriamo puntando sulla qualità del tempo trascorso assieme.

Imparare ad instaurare rapporti significativi è, in sintesi, il passo importante che dovrai riuscire a compiere per entrare sempre di più nel minimalismo e tornare ad essere felice con te stesso e con gli altri.

Matteo Sartori

Capitolo 6: Una Giornata Minimalista

La vita minimalista non è solo privazione degli oggetti inutili che ci circondando quotidianamente, ma è anche saper adottare una routine che possa rappresentare il vostro nuovo modo di rapportarti con la realtà.

Occorre iniziare a strutturare la vostra routine seguendo un approccio metodologico al fine di poter organizzarsi al meglio il tempo a disposizione ma sempre tenendo presente la necessità di non passare da uno stato di schiavitù consumista ad uno minimalista, bensì riuscire a mantenere la giusta flessibilità.

Tieni presente che non può esistere una giornata tipica per tutti e, quelli che seguono, sono solamente degli esempi che dovrai prendere solo come spunto per trovare la routine perfetta adeguandola alle tue esigenze lavorative o personali.

La mia mattina inizia alle ore otto in punto, con il suono della sveglia ma non del cellulare.

Ho deciso, durante la notte, di tenerlo spento e lontano dal letto perché, pur avendo installato il minimo indispensabile, non ho ancora superato pienamente il desiderio di prenderlo in mano e leggere qualche notizia.

Non avendolo a portata di mano, il monitor del mio smartphone non è più la prima cosa che vedo. La sveglia che ho deciso di comprare è dotata di un lettore MP3 con cui faccio partire, al posto del trillo fastidioso, una musica d'ambiente rilassante, scelta da una compilation che ho trovato interessante girando su Youtube.

Si intitola "People" di Sandro Gibellini è la trovo perfetta per iniziare la giornata perché dura pochi minuti e mi piace ascoltarla ad occhi chiusi prima di dedicarmi al resto.

Rimango sdraiato diversi minuti prima di alzarmi e poi mi faccio una bella doccia fresca per ritemprare i muscoli, quindi, vado a correre fino a quando non mi sento pronto per mettermi a lavorare facendomi compagnia con una tazza di caffè o tè caldo, dipende dalla giornata.

Quando so di dover dedicare un tempo maggiore a svolgere il mio dovere, anticipo la sveglia cercando di non rinunciare a fare jogging e quando il meteo non è ideale non mi lascio prendere dallo sconforto, consapevole che la pioggia faccia parte del corretto equilibrio della nostra amata terra e sostituisco la doccia con un bagno caldo.

Dedicare parte della giornata ad una corretta attività fisica è utilissimo a migliorare la tua salute, a prevenire alcune malattie ed aumentare la qualità della tua vita, per questo è importante che tu abbia la corretta elasticità mentale e trovare gli esercizi che possano rappresentare un altro passo verso il tuo equilibrio.

Non tutti hanno a disposizione un parco nelle vicinanze, quindi potrebbe valere la pena spendere due parole per fornirti alcuni esempi di buone abitudini di come io ho sistemato la mia casa per ovviare a tutti quei momenti in cui non posso uscire o, semplicemente, non ne ho molta voglia. La cosa bella è che il minimalismo ci viene incontro aiutandoci a costruirci una piccola palestra in casa sfruttando materiali di recupero che avremo buttato via ma che, con la nuova mentalità, possiamo riutilizzare mantenendoci allineati con il nostro nuovo mondo.

Per sostituire i manubri ho riempito d'acqua due piccole bottiglie di plastica, sostituendo il suo contenuto con della sabbia o della ghiaia man mano che sentivo il mio corpo adeguarsi al loro peso, per praticare lo shovelglove (un esercizio che mima il movimento dello spaccare la legna), ho imbottito il manico di una scopa con uno strofinaccio e un maglione da buttare, sempre con un manico di scopa faccio le torsioni del busto portandolo dietro alla schiena, mentre per il tappetino da addominali ho imbottito un vecchio lenzuolo imbottendolo con della gomma piuma acquistata per l'occasione.

In questo caso non era molto comodo ed alla fine l'ho comprato.

Prima di mettermi a praticare del moto vero e proprio inizio sempre con un piccolo riscaldamento per poter rilassare il muscoli dedicandoci almeno quindici minuti tra la mezzora totale che per me rappresenta il tempo che ho trovato perfetto al mio fisico.

Una volta effettuati i miei esercizi fisici apro l'agenda che aggiorno ogni volta che devo collocare un nuovo impegno, ma non solo per motivi lavorativi.

La sera, infatti, pianifico quello che farò il giorno seguente aggiungendoci anche le più piccole cose mettendo come priorità quelle abitudini che mi fanno stare bene e sistemando il resto di conseguenza perché l'essere felice possa rimanere l'elemento cardine della mia vita e non concedo più che venga influenzato dai fattori esterni.

Ovviamente l'imprevisto può sempre capitare, un appuntamento può durare più del previsto, il treno con cui devo recarmi in un determinato posto potrebbe fare ritardo, oppure la modifica alla foto che devo consegnare al mio cliente essere più impegnativa di quanto preventivato, ma queste situazioni devono rappresentare l'eccezione.

Essermi messo nella condizione mentale di poter avere una certa elasticità in quello che faccio, riesce a farmi passare più facilmente gli iniziali momenti di scoraggiamento dovuti a situazioni delle quali non posso avere controllo, riuscendo a non farmi provare sentimenti negativi o pessimisti se non nell'immediatezza.

Dopo aver controllato e, se occorre, sistemato l'agenda, accendo lo smartphone per leggere qualche notizia e tenermi in contatto con quanto accade nel mondo con maggior attenzione alla mia città, cercando di prendere, quello che leggo, con la giusta concentrazione per non farmi scoraggiare da eventuali articoli di cronaca nera o dai toni allarmisti e preoccupanti.

Sono consapevole che non viviamo in un mondo idilliaco e, non occupando posizioni di rilievo nella gestione del paese, mi limito a farmi un'idea senza che questa diventi occasione per rovinarmi la giornata.

Non è egoismo, bensì un modo per riuscire a ragionare liberamente e razionalmente su quanto accade.

Successivamente, se ho da lavorare, inizio prendendomi una pausa di qualche minuto per bermi una spremuta, fare un breve spuntino oppure godermi qualche minuto in solitudine ascoltando musica, ogni ora.

Staccare, quando possibile, è un ottimo modo per non farsi stressare e rendere al meglio senza stress in quello che stiamo facendo, aumentando la qualità di quel che stiamo facendo.

Se non hai modo di lavorare da casa e sei alle dipendenze, cerca di sfruttare bene le pause previste dedicandoti a qualche piccolo passatempo, alla meditazione, al rilassarti o parlare con qualche collega di temi che siano positivi e felici.

Non farti coinvolgere in discussioni futili di lavoro perché non riuscirai a staccare davvero la spina, a meno che voi non stiate parlando di qualcosa davvero importante (uno sciopero in vista, un ritardo nei pagamenti) cercate di defilarvi dalle negatività o dai discorsi monotematici per riuscire a respirare dell'aria pulita.

Quando arriva l'ora di pranzo inizio a prepararmi qualcosa che soddisfi la fame senza appesantirmi, evito di cucinare cibi ricchi di grassi, troppo salati o con eccesso di condimento, perché non amo la sensazione di pesantezza che mi lascerebbero una volta finito di mangiare.

Cerco di consumare i prodotti seguendo la stagionalità e che provengano quanto più possibile dalle piccole imprese artigianali della mia zona preferendo il gusto e la qualità rispetto al desiderio ereditato dallo stile di vita consumista che, al contrario, punta a soddisfare solo l'ego.

Non sono certo estremista, anche io mi concedo qualche vizio andando a mangiare in qualche fastfood di tanto in tanto oppure in pizzeria con gli amici, ma la prassi quotidiana mi ha fatto riscoprire molti sapori nuovi totalmente privi nei cibi provenienti da origine congelata o da qualche serra che mi consenta di avere sempre tutto in qualunque momento dell'anno.

Scegliere di consumare correttamente e senza eccessi, oltre ad influire direttamente sui miei risparmi, mi ha consentito di sperimentare nuovi sapori e ricette sempre più varie senza rinunciare al piacere di sentirsi soddisfatti a tavola.

Nei piccoli negozi, oppure direttamente dai contadini, infatti, potremo ricevere dei consigli preziosi su come trattare i vari alimenti, sulla cottura, sul condimento e proverete sempre maggior soddisfazione man mano che imparerete ad amare quello che avete in mano.

Io, ammetto, odiavo cucinare, ora che sono minimalista non è cambiata molto la mia predisposizione ai fornelli, ma avendo preso maggior consapevolezza di me stesso, quando inizio a prepararmi qualcosa, so che il sacrificio che sto facendo sarà ricompensato dal risultato finale e dal piacere che mi donerà degustarlo.

Non sempre, ovviamente, qualche volta mi vengono delle schifezze, ma ho trovato la soluzione. Quando quello che faccio è riutilizzabile, se non mi piace come è venuto, non lo butto ma lo metto in un sacchetto per l'umido apposito e lo porto ad un contadino vicino a me che ne ricaverà un pastone da dare ai maiali.

In cambio mi regala sempre qualche buonissimo uovo fresco delle sue galline riuscendo a farmi tramutare un insuccesso nell'occasione per indirizzare verso una strada positiva quando capitato. Dopo pranzo mi dedico qualche minuto alla lettura dei libri presi in biblioteca cercando di applicare il metodo che mi sono imposto.

Quando ne scelgo uno, oltre al genere, controllo la lunghezza dei capitoli, se sono brevi gli do una possibilità, se durano troppe pagine, invece, li scarto perché, pur amando trascorrere del tempo vivendo sogni stampati su carta, sono consapevole di perdere l'attenzione nelle descrizioni eccessive.

Mi limito a leggere un capitolo al giorno, breve, prima di fare altro.

Ovviamente per voi può valere il contrario, siate liberi.

Subito dopo ritorno a lavorare fino alle quattro di pomeriggio, termine ultimo (salvo rare eccezioni) ed esco di casa per fare una passeggiata fino al alimentari di fiducia dove compro il necessario per la cena e per il pranzo del giorno dopo.

Non faccio più scorte ma compro solamente quello di cui ho bisogno, evitando di accumulare prodotti alimentari che dovrei mettere nel congelatore o buttare.

Sembra strano, ma tenere questo metodo ti aiuterà a risparmiare molti soldi alla fine del mese.

Una volta tornato a casa, dopo aver sistemato la spesa, mi dedico alla pulizia ed a riordinare eventuali oggetti fuori posto, rigorosamente a ritmo di musica e ballando mentre li faccio.

Unisco la mia passione con i miei doveri e, facendoli praticamente ogni giorno, evito che si possano accumulare nel tempo provocandomi fastidio ed innescando in me pessimismo e mal disposizione. Stranamente è diventato uno dei momenti della giornata che attendo di più, perché ho l'occasione di ascoltare i brani che amo e di scaricarmi i nervi.

In questi doveri giornalieri amo il rock metallico o la musica molto veloce in grado di trasmettermi un'emozione propositiva, voi scegliete le vostre preferite, ovviamente.

La cosa meravigliosa che, essendo minimalista, faccio davvero presto a mettere a posto, ma mi diverto talmente tanto che trovo sempre qualche scusa per continuare a farlo.

Quando, invece, non lavoro mi dedico molto a viaggiare perché, non dovendo più comprare oggetti inutili o spendere in attività superflue, riesco a risparmiarli dedicandomi ad una grande passione che, per altro, si coniuga alla perfezione con il mio lavoro di fotografo.

Le vacanze le organizzo sempre con un certo anticipo e, con me, porto giusto lo stretto necessario riuscendo a contenere i costi di spostamento riuscendo a dedicare energie e risorse nella cura delle attività secondarie che renderanno più completo e soddisfacente l'esperienza.

Internet, in questo, mi viene incontro fornendomi molti strumenti per trovare le destinazioni più convenienti, seppur riesca a mantenere il controllo senza farmi convincere a tutti i costi e senza consentirgli di farmi cambiare drasticamente meta oppure programma.

Quello che conta è non frapporre le varie offerte ma cercare sempre singolarmente perché gli esperti di marketing di cui vi ho parlato nei capitoli precedenti non hanno alcun interesse a farvi pagare poco, ma di offrirvi soluzioni apparentemente irrinunciabili per massimizzare le entrate.

Cercate prima il volo o il mezzo di trasporto scelto, successivamente l'alloggio, eventuali mezzi a noleggio, i tour e o le visite guidate, tutto ben separato per evitare di spendere di più. Se vi muoverete per tempo riuscirete facilmente a spendere il giusto senza cadere nelle loro trappole. Se, invece, vi trovate a dover partire all'improvviso per scelta o necessità, poco male, vorrà dire che cercherete di organizzarvi meglio la prossima volta, quel che conta è massimizzare l'esperienza per trarne solo aspetti positivi.

L'importante è che tu riesca ad applicare il minimalismo anche nella gestione della tua singola giornata, sia essa lavorativa, sia di svago evitando di cercare di avere di più per sentirti meno soddisfatto.

Cerca di ottimizzare la tua agenda ed imparare a gestire il tempo, riduci al massimo le azioni che non ti sei posto di compiere la sera precedente e ricorda di dedicarti a te stesso nei modi che preferisci imparando a dosare le emozioni prendendo quelle negative come un'esperienza o una motivazione a migliorare o evitare che si ripetano e quelle positive come la giusta energia per te. La giornata deve scorrere come se fosse il giorno oppure la notte, in maniera quanto più armoniosa possibile, cercando di non cadere in influenze o imposizioni esterne.

Non dimenticarti di lasciare una recensione su Amazon dopo aver letto questo libro! Mi farebbe molto piacere.

Capitolo 7: Il Lavoro E Il Minimalismo

Veniamo ad uno dei punti cruciali della vita minimalista, ovvero il nostro rapporto con gli ambienti di lavoro.

È palese che non tutti possano o vogliano lavorare da casa passando molto tempo dietro ai computer scrivendo, aggiornando, registrando o montando foto e video, così come non tutti possono o vogliono girare il mondo tenendo diari da vendere su Amazon.

Tutti siamo diversi, ognuno con le proprie aspirazioni ed i propri desideri e un'attività che per me può essere eccessivamente faticosa e provante, per te potrebbe rappresentare, invece, una valvola di sfogo in grado di soddisfarti.

Mio padre, ad esempio, ha lavorato in fabbrica tutta la vita come saldatore di precisione ed aveva nel sangue la vocazione a dover utilizzare le mani per fare costantemente qualcosa.

Aggiustare una mensola, riparare il lavandino oppure lavare la sua macchina.

Qualunque scusa era ottima per non fermarsi mai e continuare imperterrito a faticare sentendosi, per questo, gratificato costantemente quando riusciva a superarsi ridando vita ad oggetti che molti altri avrebbero tranquillamente buttato via.

Io, invece, sono l'opposto. Intellettuale, voglioso di una vita tranquilla, sempre in cerca di emozioni senza farmi schiacciare dai miei obblighi e dagli impegni necessari per vivere.

Chi di noi due ha ragione?

Il minimalismo può essere applicato davvero a tutti i campi?

La risposta è banale, ma meno la pratica.

Ovviamente si, tutti possono diventare minimalisti aggiustando alcuni pezzi lungo la strada ed applicandoli realmente in ogni ambito e mantenendo sempre a mente quanto il limite che dovrete imporvi sarà sempre e soltanto quello che voi riterrete opportuno.

Non ci sono pozioni magiche da prendere, ma solo scelte da compiere per riscoprire quanto possa essere magica la vita che state vivendo e come questa possa essere migliorata rinunciando al superfluo ed evitando di essere superficiali nelle azioni e nei comportamenti.

Arrivati a questi punti dovreste esservi privati di molti degli oggetti e delle fonti di distrazione che ingombrano la vostra mente e, senza rendervene conto, state già iniziando a cambiare il vostro approccio al lavoro, qualunque esso sia, perché sarete più sereni dal momento in cui vi alzate a quando tornate nel vostro letto per ricaricare le energie.

Non sentire le applicazioni del telefono che vi chiamano, non ricevere notifiche da Facebook, non dovervi preoccupare di mettere in ordine la casa perché gran parte di quel che creava confusione è ormai fuori dalle mura, vi farà sentire più in forma di quanto potevate immaginare quando avete iniziato questo percorso, perché il vero cambiamento è dentro di voi.

Se terrete il tutto in perfetto equilibrio, anche il vostro cervello lo sarà e riuscirete ad applicarvi decisamente meglio in quello che fate aumentando l'efficacia delle azioni, ottenendo risultati sempre migliori.

Essendovi privati di alcune spese vi accorgerete di avere sempre meno bisogno di farvi sfruttare al lavoro, anche se lo fate con passione, trovando motivazioni ben diverse da quelle legate alla necessità di sottostare a determinate regole o specifici comportamenti che possano danneggiare il tuo vivere una vita appagante.

Prendendo conoscenza di quanto ti serva realmente la vostra visione del mondo esterno inizierà a cambiare diventando sempre più preparata ed incline ai cambiamenti e sembrerà molto più semplice trasformarti adeguandoti alle tue nuove priorità ed esigenze.

Tornando all'esempio di mio padre, pur amando quello che faceva, si lamentava spesso dei suoi colleghi e dei suoi capi che non mostravano apprezzamento al suo lavoro, criticandolo e pretendendo che lo svolgesse sempre meglio, nonostante fosse estremamente bravo e riuscisse a portare a termine ogni suo dovere alla perfezione.

Questo atteggiamento esterno minava totalmente la sua serenità causandogli stress e portandolo a sfogarsi bevendo troppo spesso ed in maniera esagerata con tutte le conseguenze negative del caso.

Quando andò in pensione, pensavo che sarebbe peggiorato finendo nella trappola dell'alcolismo, ma accadde l'esatto contrario perché si sentì libero di fare quello che voleva, come voleva e quanto voleva diventando il giudice finale di se stesso.

Trovò il suo equilibrio.

Non voglio suggerirti di cambiare il lavoro, se non lo ritieni opportuno, ma se non è soddisfacente e tende a rovinare tutti i sacrifici che stai compiendo nella tua rivoluzione interiore, forse è il caso che tu torni a porti le solite domande che ha fatto quando ti sei liberato del superfluo.

Sei sicuro che non ci siano alternative migliori?

Sei sicuro che tu debba per forza fare quello che fai nella condizione che ti crea disagio?

Prendere in considerazione eventuali opportunità, come quella di metterti in proprio oppure trovare strade differenti ed inaspettate, è una possibilità che potresti tenere in conto e metterla sul piatto della bilancia cercando di capire se davvero ne vale la pena.

Le moltissime spese superflue di cui ti sei privato hanno dato valore alla tua moneta perché non spendi più in cavolate, se non lavori con internet potresti limitarti ad usare qualche piano differente che ti faccia pagare per il consumo effettivo e, grazie alle tue privazioni, non dovresti aver la necessità di possedere la linea più veloce presente sul mercato.

Quando ti ho spiegato come gestisco la mia vita quotidiana avrai notato che è pochissimo il tempo in cui navigo e, se non fosse per il mio lavoro, potrei benissimo farne a meno.

La televisione non la uso praticamente più e, probabilmente, la darò via completamente per evitare di pagare il canone senza sfruttare il servizio.

Non avendo più tanti oggetti collegati all'energia elettrica consumo decisamente di meno e le bollette sono calate drasticamente.

Pur non essendo un eremita che si scalda a carbone, spendo decisamente meno ed ho un bisogno meno spasmodico di guadagnare riuscendo a selezionare con grande attenzione cosa fare valutando quanto è il prezzo, in termine di concessione delle mia vita, che sono disposto a dedicargli.

Potresti pensare ad una riduzione dell'orario di lavoro, passando da contratti full time a part time in modo da avere più tempo per iniziare a sfruttare al meglio le tue passioni, magari cercando di studiare i sistemi per riuscire a trarne un guadagno trasformandole in attività lavorative vere e proprie e conquistando un'indipendenza sempre maggiore procedendo verso la tua felicità a vele spiegate.

Nel caso in cui tu non possa oppure il momento non ti consenta di apportare cambiamenti drastici alle tue entrate, ad esempio se sei l'unico in famiglia a percepire un reddito con cui mantenere gli studi dei tuoi figli, cerca di migliorare i tempi di pausa, i giorni liberi ed i rapporti con i colleghi applicando le nozioni minimaliste che hai imparato in queste pagine, al fine di riuscire a godere appieno di ogni momento positivo e di respingere ogni tentativo di rovinare il tuo benessere da parte di soggetti negativi.

Se un collega non ti porta serenità, evita di avere reali contatti con lui, ad eccezione di quelli strettamente necessari allo svolgimento delle attività a te assegnate, se i tuoi figli non condividono la tua nuova vita, dedicagli il tempo libero cercando di coinvolgerli in attività reali in grado di regalargli emozioni positive e fargli scoprire, con la pratica, i vantaggi di cui tu stai già godendone i frutti.

Capitolo 8: L'impatto Ambientale Del Minimalismo

Negli ultimi tempi stiamo prendendo confidenza sui gravi problemi che attanagliano il nostro pianeta e l'impatto che l'uomo sta avendo sulla terra è sempre più devastante, tanto da rendere incerto il futuro della specie a cui apparteniamo.

Il surriscaldamento globale sta portando cataclismi sempre più violenti, causando vittime e danni ingenti ad intere nazioni.

Alluvioni, tornado, tempeste tropicali e periodi di siccità hanno incrinato pericolosamente l'equilibrio precario su cui si basa il clima terrestre.

L'inquinamento dei mari e della faglie acquifere sta portando al collasso la vita di moltissimi animali, estinguendoli o minacciandoli gravemente con potenziali ripercussioni sull'ecosistema di tutto il globo.

Occorre, quindi, dedicare un capitolo a questo argomento per capire quanto, il nostro nuovo stile di vita, possa offrire un importante contributo al miglioramento complessivo.

Certo, noi due da soli siamo una goccia in mezzo al mare e non saremo noi a salvare il mondo, però vale la pena impegnarsi e provare a trasmettere agli altri gli aspetti positivi del minimalismo con la speranza che, allargandoci a macchia d'olio, si possa comunque contribuire a mostrare altre possibilità.

La società consumista si basa sulla produzione continua di beni ed oggetti in maniera intensiva, immettendoli sul mercato con l'obbiettivo di rimanere tra le mani dei consumatori quanto minor tempo possibile obbligandoli a cambiarli per venderne continuamente di nuovi.

Il minimalismo fonda le sue radici sull'esatto opposto di quanto ci viene prospettato come unico modo per essere felici, eliminando il superfluo e selezionando con cura ed attenzione quanto ci possa realmente servire.

Lavorando di fantasia ed ipotizzando che tutto il mondo sia composto da minimalisti, appare immediatamente chiaro che l'impatto sul pianeta sarebbe senza dubbio meno invasivo contribuendo significativamente alla riduzione di tutti i materiali plastici e inquinanti che abbondano nei nostri mari e nel sottosuolo.

Possedendo un minor numero di oggetti anche l'utilizzo dei prodotti chimici, utili per la loro pulizia diminuisce riducendo l'impatto ambientale che questi hanno nelle nostre acque, inoltre è possibile sceglierne di migliori, eco sostenibili e biodegradabili.

Il costo maggiore, rispetto alla media di quelli più inquinanti, viene ammortizzato utilizzandoli solamente quando strettamente necessario e in quantitativo minore portando comunque un risparmio alle tue tasche.

Recandosi ai piccoli negozi di alimentari ci consentirà di utilizzare meno imballaggi e meno confezioni di plastica aiutandoci a produrre meno rifiuti per un ambiente più salutare, più pulito, più in equilibrio con il nostro nuovo modo di vivere.

Come ripetuto incessantemente, anche in questo caso si possono avere più positività con meno dispendio economico semplicemente rinunciando al superfluo e riorganizzandoci al meglio a cominciare dalle dispense.

Possedere un numero minore di oggetti collegati alla corrente elettrica ti farà diminuire anche il consumo della stessa, facendo bene al tuo portafoglio e rendendoci meno dipendenti dal consumo di petrolio e, se potessi farlo, potresti anche riflettere sulla necessità di adottare altri sistemi come quello solare rendendoti ancora più libero e complice nel riscatto del nostro pianeta.

Poter camminare in boschi puliti, visitare luoghi incontaminati, respirare un'aria sana e fresca sono tutti elementi che possono realmente fare contribuire a farci vivere una vita ancora più appagante, ma sono perfettamente consapevole che non dipenda solo da noi due ed evito di farmi prendere dallo sconforto quando vedo il resto delle persone continuare a consumare spasmodicamente inquinando e ripulendo.

In questo caso, vorrei riportarvi una mia esperienza diretta perché possa aiutarvi ad agire sempre in modo positivo e mai in quello negativo per evitare inutili scontri, quando vedete un estraneo oppure un amico, gettare una carta in terra.

L'istinto ti consiglierebbe di criticarlo facendolo riflettere del gesto poco nobile compiuto, ma rischieresti di partire con il piede sbagliato contribuendo ad innalzare un muro difficile da superare. Io ho iniziato ad agire cercando di farmi notare dalla controparte senza accusarlo apertamente ma asserendo un suo errore involontario con frasi del tipo: «Ha perso questo»

La maggior parte delle volte la persona si sente a disagio e si riprende il rifiuto provvedendo a smaltirlo correttamente, ma quando non accade sono io a farlo al loro posto cercando loro di non trasmettere negatività ma positività e sentendomi comunque meglio nel compiere un gesto tanto semplice.

Quando inizierete a privarvi degli oggetti superflui cercate di buttare via il minimo indispensabile offrendo loro una nuova vita, magari utilizzandoli diversamente o regalandoli ad un amico perché riciclare è una delle azioni utili al trovare il perfetto equilibrio mentale migliorando la vostra autostima.

Spesso, per riutilizzare qualcosa occorre armarsi di pazienza compiendo qualche piccolo lavoro manuale ed il risultato finale dona spesso belle sensazioni.

Ridurre l'utilizzo di recipienti di plastica non è il solo modo per essere minimalisti anche nel nostro impatto con l'ambiente, ma occorre cercare di selezionare con cura anche i rifiuti che si producono giornalmente con le attività quotidiane perché anche loro sono impattanti per il pianeta.

Le bucce della frutta, ad esempio, possono essere riutilizzate per produrre ottimi digestivi come il limoncello o l'arancino, ma conferendoli in appositi sacchetti potrai trovare qualche conoscente con polli e galline con cui barattare i tuoi scarti con un paio di uova fresche o, semplicemente, donandoglieli se non ne hai bisogno.

Organizzarti il menù per tutta la settimana, prevedendo come sfruttare eventuali avanzi del giorno precedente è un metodo significativo per riuscire a non buttare prodotti assolutamente commestibili ed ancora in grado di dare sapore ai vostri piatti migliorandoli giorno dopo giorno.

Rimanendo in tema, adottare uno stile alimentare sano preferendo il consumo di frutta e verdura e riducendo quello di carne, oltre a migliorare sensibilmente la tua salute, è un altro modo per evitare scarti indesiderati come nervetti, ossa oppure le parti che gradisci meno del maiale.

Ovviamente se sei completamente vegetariano o vegano non hai già una mentalità aperta in questo senso, ma cerca comunque di prepararti da solo quello che voi consumare evitando derivati prodotti dalla grande distribuzione ed imballati in confezioni grandi e totalmente inutili per quel che devono realmente contenere.

Oltre a questo devi sforzarti ad avere comportamenti corretti verso il pianeta che ci ospita, come spegnere sempre le luci quando non sei nelle stanze, evitare di sprecare l'acqua quando non è strettamente necessario e impegnarsi comunque a non utilizzarne più di quanta te ne serva realmente.

Per quanto possano sembrare gesti banali ed inutili, devi riuscire a capire che essere padroni di se stessi non significa fregarsene degli altri o di quanto ci circonda, anzi, l'esatto contrario perché la ricetta della felicità passa anche da piccoli gesti d'altruismo e gentilezza sia verso le altre persone che verso la natura.

Come potrebbe essere diversamente?

L'obiettivo di questo libro non è quello di farti la paternale cercando di convincerti sul diventare un santo, bensì invitarti a riflettere sulle basi del minimalismo.

Quindi la ricerca del meno significa esattamente che anche inquinare meno rientra a pieno titolo nella rivoluzione spirituale, fisica e pratica che hai iniziato a compiere e che presto farà di te una persona completamente diversa, migliore e pienamente cosciente delle proprie potenzialità.

Capitolo 9: Mantenersi Minimalisti

Siamo arrivati quasi alla fine di questo manuale del minimalismo ed è giunto il momento di spiegarti come evitare di ricadere nelle tentazioni che, nel corso della tua vita da ora in poi, ti arriveranno con insistenza rischiando di farti ricadere nel baratro dal quale sei uscito con tanto impegno e tanta abnegazione.

Partiamo da un fatto inconfutabile, ovvero che essere minimalisti non significa affatto vivere una vita fatta di sacrifici e privazioni come molte persone attorno a te potrebbero farti credere, perché tu non ti sei liberato di tutto quello che ti circonda, ma solamente di tutte quegli oggetti e di quegli schemi preconfezionati che ti opprimevano e rendevano schiavo delle decisioni degli altri.

Per questo motivo ho più volte sottolineato quanto fosse importante che tu non seguissi alla lettera i miei consigli ed il mio percorso, ma che imparassi in maniera autonoma prendendo spunto ed adattando in base alle esigenze ed alle tue preferenze ricordando che non tutti provano la felicità nella stessa forma degli altri. Se, per te Facebook è indispensabile e ti fa piacere dedicarci due ore al posto di mezzora come faccio io, se ti fa sentire bene fare qualche giochino ogni tanto, non puoi privartene solamente perché qualcun altro ti ha detto che facendolo saresti stato bene. Dovrai farlo solamente quando ti sentirai pronto e dedicandogli il tempo che tu consideri perfettamente adatto al tuo benessere mentale.

Certo, ci sono alcuni aspetti che non dovresti escludere solo per mancanza di voglia, come l'esercizio fisico e la cura della tua alimentazione, questo perché rivestono un ruolo importante che non sono io a dire, ma luminari e studi estremamente affidabili di chi ha studiato gli effetti sulla salute delle persone di un corretto stile di vita.

Come non dovrai ubriacarti tutte le sere perché ti fa sentire meglio perché saresti solamente schiavo di una dipendenza.

Ridurre le uscite al bar oppure al ristorante sono elementi centrali per liberarti dal sentire bisogni futili perché tutto quanto, in quell'ambiente, è studiato per farti spendere e consumare più di quanto vorresti.

Una valida alternativa, ad esempio, potrebbe essere quella di organizzare serate in casa tra amici proponendo giochi da tavolo, visioni collettive di qualche film, una semplice chiacchierata, trovando il sistema affinché il consumare bevande o cibi non sia l'elemento centrale della festa.

Anche in questo caso ti invito alla moderazione.

Nonostante tutte le precauzioni che possiamo prendere, però, viviamo comunque in una società consumista che cerca di fare in modo di farti spendere e farti comprare, abilissima a creare nuovi bisogni e poi venderti la soluzione per cercare di colmare un vuoto apparente creata dagli esperiti di marketing.

In questo assume grande rilevanza adottare lo stesso metodo che hai utilizzato per scegliere di cosa liberarti per fare spazio alla tua vita e chiederti se davvero ne hai bisogno, se il suo possesso potrebbe farti stare bene e se aggiungere quel tassello sia importante per il tuo benessere mentale. Non solo, dovrai chiederti se la tua quotidianità, che fino a quel momento, non ne ha sentito l'esigenza, può comunque proseguire senza che quel determinato prodotto entri nella tua sfera personale, qualunque esso sia.

Faccio un esempio collegato al mio lavoro in modo da crearti un riferimento ipotetico.

Se esce una macchina fotografica ultimo modello, in genere, tendo ad esserne attratto e l'istinto potrebbe suggerirmi che non potrei continuare a lavorare decentemente senza acquistarla.

La realtà, come spesso accade, sta nel mezzo.

Le mie foto sono ottime anche senza le nuove aggiunte e il mio impegno non ne gioverebbe alcun beneficio reale da giustificare l'eventuale decisione di prenderla, quindi scarto dalle mie priorità il nuovo oggetto e continuo a farne senza preferendo rimanere con quanto già possiedo.

Viceversa, se per modificare una foto impiego un paio d'ore, ma il nuovo setting automatico mi consente di ridurre alla metà quanto faccio, allora potrebbe essere il caso di fare il passaggio perché mi consentirebbe di avere maggior tempo a mia disposizione. Dopo tutto non è che utilizzo ancora le polaroid uscite negli anni 40, ma modelli professionali studiati appositamente per il mio lavoro. Sarebbe stupido, da parte mia, rimanere ancorato a convinzioni contro producenti. Comunque la scelta deve spettare esclusivamente a me e deve portare reali benefici assolutamente indispensabili oppure utili.

Per la maggior parte dei prodotti applico un sistema molto valido, ovvero stilo un foglio in cui elenco tutti gli aspetti positivi che potrebbero migliorare la mia vita e, ad ognuno di questi, applico un punteggio da 1 a 10 per dargli un valore numerico su cui basarmi.

In un altro faccio l'opposto, ovvero elenco tutti quegli aspetti che già ho a disposizione senza dover per forza acquistarlo e tutte le implementazioni negative che per me non sono utili e, a loro volta, applico un valore numerico identico.

Così facendo riesco a schiarirmi le idee in modo più razionale, tenendo sempre presente che eventuali scelte potrebbero essere viziate sia dalla pubblicità, sia da eventuali preconcetti dovuti alla mia scelta di vita.

Una volta che ho più chiaro cerco di capire quanto impattante, in termini di stress e di praticità possa essere e valuto con moltissima attenzione quanto mi appresto a fare, perché non devo sentirmi obbligato a scegliere.

Per alcuni prodotti occorre fare attenzione alle insidie che la società ci mostra.

È possibile, infatti, ricevere campioni, periodi di prova, noleggiare un prodotto al fine di testarlo. Queste sono occasioni molto pericolose perché, se da un lato possiamo valutare la reale efficacia ed utilità di quanto vogliamo sperimentare, dall'altro rischiamo di cadere nella tentazione. Io la sconsiglio proprio perché i campioni sono l'estremo tentativo di convincerti a spendere.

A livello informatico, quando decido di leggere un articolo oppure entrare in un sito per fare una ricerca, controllo con moltissima attenzione i disclaimer che mi avvisano come verranno utilizzati i dati personali che deciderò di dare loro.

Giornalmente pulisco il mio computer dai cookies ed evito, se possibile, di fare ricerche direttamente dai miei dispositivi, seppur non sia un metodo comodo, quando voglio controllare qualcosa che potrebbe portarmi pubblicità indesiderate, come la ricerca di un albergo, mi reco in qualche internet point.

Certo, mi tocca pagare un servizio che già possiedo, ma è una difesa che mi sento di applicare nella mia vita per evitare che qualche sito mi faccia ricadere nella tentazione di cedere alle loro pubblicità apparentemente adatte a me.

Per chi ha maggiore dimestichezza potrebbe essere interessante usufruire dei VPN, ovvero strumenti volti a nascondere la tua reale identità e poter navigare con maggiore libertà e serenità. Io, onestamente, preferisco evitare di spendere cifre mensilmente per un qualcosa che non ritengo utile, ma tu potresti fare diversamente.

Ci tengo a ripetere che gli esempi che ti porto dovrai adattarli a te.

Questa è l'unica reale ricetta perché tu possa sentirti davvero appagato.

Altre abitudini che ho messo in campo per non ricadere nella perdizione del consumismo è stato quello di evitare ogni intrusione non desiderata da parte dei pubblicitari come mettere un cartello, in bella vista, nella mia cassetta delle lettere, specificando che non accetto volantini con le offerte. Ammetto che non sempre funziona perché i dipendenti delle agenzie di volantinaggio seguono delle direttive e, a volte, me li mettono comunque, ma ho ideato diversi metodi per non sprecare tutta la carta.

Uno dei sistemi che utilizzo è riciclarla per fare della lettiera per gatti ecologia che poi porto, di tanto in tanto, a mia madre visto che non ho animali, facendola contenta e dando una mano all'ambiente.

Quando ho da fare e non posso stare dietro al procedimento per trasformarla, ho preso contatto con la ricicleria della mia città e, quando passo, gli porto quanto non sono riuscito a riutilizzare autonomamente affinché possa avere un corretto smaltimento.

In linea di massima, alcune, pagano anche qualche euro al quintale, ma non ne accumulo mai tantissimo e rinuncio volentieri ad essere pagato per aver compiuto un gesto così banale come darlo a loro piuttosto che gettarlo nell'immondizia.

Per ultimo, se non riesco comunque a passare per portargli la carta, allora lo smaltisco negli appositi bidoni.

Questa mia esperienza è uno spunto di come mi comporto io, non la verità assoluta di quello che dovresti fare te, tutto dipende dalle tue esigenze e puoi applicare il concetto anche ad altri rifiuti che ricevi contro il tuo volere.

Come ti ho spiegato nei paragrafi precedenti, ho deciso di acquistare quello che mi serve direttamente dai negozianti al dettaglio evitando di recarmi nei supermercati perché sono il luogo ideale per cercare di corromperti, ma non sempre mi è possibile, sopratutto quando sono fuori città e non sono a conoscenza di dove andare oppure se necessito di comprare diverse cose diverse e voglio evitare di inquinare eccessivamente spostandomi da un posto all'altro.

Precauzionalmente avevo già eliminato tutte le schede e le raccolte punti che ogni catena organizza perché sono consapevole che non mi stanno offrendo dei regali, bensì degli incentivi a comprare quanto più possibile per consentirmi di terminare le varie schede entro le date di scadenza.

All'inizio del mio percorso, però, nonostante avessi ridotto le tentazioni, finivo comunque per comprare qualcosa che non desideravo realmente e sono intervenuto prontamente preparando una lista ed imponendomi di seguirla.

La fila alla cassa, però, era davvero il momento peggiore perché, attorno a me, c'erano sempre tante stupidate messe in appositi scaffali tattici per convincerci a cadere alla gola.

Ci sono sempre caramelle, cioccolata, gadget, insomma tutti quei prodotti che non servono a nessuno, se non a dare lavoro ai dentisti, ma che finisci spesso di acquistare perché, ammettiamolo, alcune solleticano le nostre papille gustative risultando spesso irresistibili. Quindi, nonostante mi impegnassi cadevo in questi piccoli peccati di gola.

Preciso che non c'è nulla di male a lasciarsi andare ogni tanto a qualche piccolo peccato di gola, non è che da minimalisti dobbiamo diventare automi e compiere gesti meccanici, ma è il privarci della nostra razionalità e capacità decisionale che è il vero peccato cui non dobbiamo cedere.

Quando so di non poter andare in qualche piccolo negozio, vado sul sito internet del supermercato che ho scelto con la lista della spesa già in mano e controllo con attenzione i prezzi di ciascun prodotto in modo da portarmi dietro solo i soldi che mi serviranno realmente senza avere con me carte di credito o contante in eccesso.

All'inizio erano contati al centesimo e, se mi ero sbagliato, rinunciavo a qualcosa, ma gradualmente ogni stimolo esterno ha iniziato a non avere più alcuna influenza su di me ed ora non è più necessario che sia così fiscale con il contenuto del portafogli.

Lentamente mi sono accorto che i vari dolciumi non sono un richiamo così essenziale e, amando i pop corn, ho scelto di comprare i chicchi di mais appositi e, quando inizio a sentire la vocina del mio stomaco fare i capricci, accendo una padella e me ne preparo qualcuno.

Se a te non piacciono, puoi trovare moltissimi altri cibi semplici e gustosi senza dover cedere alle insistenze di cui puoi fare a meno.

Una macedonia di frutta, una bruschetta di pane croccante con olio sono alternative altrettanto gustose.

Il mio consiglio, comunque, è quello di limitare al massimo di fare la spesa nei supermercati o in grossi centri commerciali e di tenere l'eventualità solo in casi estremi dovuti a situazioni impreviste. Altre influenze negative che possono metterti in difficoltà sono le tentazioni involontarie di cui potresti essere vittima nel corso della routine quotidiana.

Un parente, un amico oppure un collega di lavoro rischiano di mostrarti oggetti, applicazioni o altre cose che potrebbero influenzare il tuo comportamento pur non essendoci una reale intenzione di vendita.

Questo perché la nostra mente si fa condizionare facilmente da fattori esterni positivi sopratutto se arrivano da fonti, per noi, autorevoli.

Il tuo migliore amico è felice di aver acquistato il nuovo gioco?

Potrebbe contagiare anche il tuo giudizio spingendoti a seguirlo.

Per far fronte a queste situazioni dovete seguire i soliti schemi di cui ti ho parlato fin, quasi, allo sfinimento.

Dovrai nuovamente agire creando le varie tabelle, segnandoti gli aspetti positivi e negativi, fare delle valutazioni e porti le domande che ti sei fatto quando te ne sei liberato.

In questo caso ti viene in soccorso quanto hai fatto in precedenza perché se ti sei liberto della tua PlayStation, per esempio, difficilmente al ricomprerai solo per poter giocare al videogioco dei tuoi amici, ma non solo.

Se hai eliminato tutti i vasi perché non ami fare giardinaggio, difficilmente finirai per comprarne uno più bello solo perché carino.

Il problema arriva con quanto, invece, hai deciso di tenere.

Eppure è esattamente come sempre.

Se hai deciso di non privartene, per quale motivo devi sostituirlo?

Riflettendoci molto bene noterai quanto siano davvero pochi gli oggetti che andrai a comprare. Ci sono altre trappole cui prestare molta attenzione ed alcune sono realmente pericolose perché possono essere dettate da comportamenti errati che potresti compiere involontariamente e mosso dalle migliori intenzioni.

Tenendo ben fermi i punti indicati in questo paragrafo, evitando di recarti nei centri commerciali, potresti pensare di aver eliminato tutte le tentazioni, ma non è così, come visto anche sopra. Pur recandoti nei piccoli negozi oppure facendo una passeggiata nel mercato rionale, potresti essere colto dalla tentazione di fare scorte di un prodotto che utilizzi più spesso rispetto agli altri perché ad un prezzo troppo vantaggioso per non approfittarne.

Io stesso ho commesso questo errore con la carta della stampante trovandomi ad utilizzarla anche per le più piccole cose e, senza rendermene conto, stavo lentamente tornando ad accumulare del superfluo di cui non avevo alcuna necessità.

Provai un senso di frustrazione davvero pesante quando mi era capitato perché pensavo di aver agito in buona fede e consapevole delle mie necessità.

Era, in parte, vero perché mi trovo a stampare spesso, ma avevo commesso l'errore di farmi condizionare dall'avere più del necessario per eccedere anche nei miei comportamenti.

Pianificai nuovamente la mia agende cercando di fare una media di quanti fogli utilizzassi realmente e compravo solamente quello che mi serviva in un determinato periodo di tempo, nel mio caso una volta ogni due settimane, cercando di non fare più scorte.

Per mia fortuna si è trattato di una piccola cosa, ma mi è servita moltissimo come lezione per non cadere in fallo in situazioni che avrebbero potuto sfuggirmi di mano.

Quando scegli cosa fare durante la giornata, sia un'attività sportiva che ludica, scegli con attenzione solamente quelle che apportino un reale accrescimento alla tua vita, che ti diano soddisfazioni e ti facciano sentire meglio, per quanto possibile evita quelle che tendono ad invogliarti a desiderare di più o che possano provocarti sentimenti negativi e pessimismo.

Metti una regola per entrare a casa tua.

Vieta a tutti di portarti degli oggetti nuovi perché i regali non sono quello che vuoi realmente e ti potresti trovare nella spiacevole situazione di dovertene sbarazzare tornando a fare i conti con il valore sentimentale oppure il ricordo di un giorno specifico.

Se i tuoi amici ti vogliono davvero bene accetteranno e ti accontenteranno perché nessuno vuole crearti un danno volontariamente, piano piano impareranno la tua nuova scelta di vita e continueranno a fare parte di te senza pressarti oppure essere elementi destabilizzanti.

Sii comunque flessibile perché per alcune persone, regalare qualcosa, è un desiderio quasi impellente e non potrai azzerarlo al meglio.

Io ho utilizzato un piccolo trucco realizzato con simpatia.

Vicino all'appendiabiti ho installato una lavagnetta i cui scrivo le mie attività e di cosa ho realmente bisogno, aggiungendo un pizzico di ironia.

"Io non amo regali, ma uno Yacht con finimenti d'oro massiccio non lo rifiuto. Se proprio non vuoi soddisfare il mio desiderio, mi accontento delle seguenti alternative"

A seguire ho indicato quelle cose realmente importanti per me, quello che segue è solo un esempio: "Mi farebbe molto piacere che tu potessi trascorrere del tempo con me e, se stai entrando, significa che mi hai già migliorato la giornata. Nei prossimi giorni andrò a camminare in trentino per raggiungere un rifugio con una vista mozzafiato dove gustarmi il tramonto e l'alba, potresti ritagliarti del tempo per venire con me. Domani mattina vado a correre, vieni con me"

In questo modo sono io a porre delle alternative e far capire loro a cosa tengo realmente offrendogli tutta la positività con cui ho deciso di circondare la mia vita.

Come preventivabile riceverai comunque i regali e non è con nervosismo che potrai respingerli.

Qui la scelta sta a te.

Potrai esprimere loro il tuo desiderio di non volerlo e di regalarlo ad altri, oppure fare finta di niente, ringraziando e facendo comunque presente che non era necessario e, in caso di nuovi incontri, spiegare con calma, per l'ennesima volta, le tue motivazioni e la scelta che hai compiuto.

Questo è un aspetto cui dovrai essere ben preparato.

Dovrai

raccontarlo
centinaia   di
volte.

Capitolo 10: Riepilogo

È giunto il momento di avviarci alla conclusione di questo libro e, in questo capitolo, ti voglio fare un riepilogo generale delle regole che abbiamo imparato nel percorso assieme in modo da fornirti una guida rapida se dovessi avere ancora dei dubbi.

Durante la tua rivoluzione potresti sentire il bisogno di rileggere qualche passaggio e potrai sia andare nei vari capitoli di volta in volta, ma anche direttamente in questo per schiarirti le idee in modo da avere il suo contenuto concentrato in un unico punto.

La vita consumista

Lo stile di vita imposto dalla società è concentrato sul farti desiderare sempre più oggetti creandoti il bisogno e solo dopo la soluzione.

Tutto quello che cerca di farti comprare non serve a migliorare la tua vita, ma a incrementare i loro profitti per investire sempre su nuove proposte con cui imprigionarti

Per quanto tu possa sentirti realmente libero, non potrai mai competere contro gli esperti del marketing perché sanno molto bene come corromperti e convincerti a spendere sempre di più

Avere sempre di più ti obbliga a guadagnare sempre di più ed avrai meno tempo da dedicare agli acquisti.

Non avere tempo per te stesso è una delle cause del senso di oppressione e non riuscirai a sentirti pienamente soddisfatto lasciandoti in un limbo vizioso tra il compiacimento e l'ansia da prestazione.

La tua spiritualità è importante

Devi riuscire a trovare il tuo equilibrio mentale, lasciando che sia quello a guidare i tuoi movimenti e spingerti ad agire.

La razionalità deve prevalere sull'istinto perché è la tua arma migliore contro gli eccessi del consumismo.

Per quanto possa sembrare una frase fatta, il tuo benessere psicologico deve essere uno dei punti cardine del tuo percorso di rinascita, devi riuscire a guardare oltre agli ostacoli tenendo presente quali siano i tuoi obbiettivi.

Poniti degli obbiettivi semplici, a breve termine, per assaporare al meglio ogni piccolo successo. Non lasciarti deprimere quando qualcosa non funziona come vorresti, ma prendi il meglio dalle esperienze negative cercando di voltare pagina prima possibile ed affrontando la prossima sfida con maggior determinazione.

Se qualcosa non riesce come pensavi, riprova imparando dagli errori commessi analizzando con cura i motivi e riparandoli.

Non lasciare che il pessimismo degli altri possa influenzarti, sii il primo ad essere positivo.

Dedica del tempo alla meditazione per imparare a conoscerti.

Lo stile di vita consumista punta proprio a non farti riflettere su quanto vorresti davvero fare, meditare ti servirà per rimanere riflessivo e in grado di farti tenere in equilibrio

Lascia che la natura invada il tuo spirito, fai passeggiate, osserva quello che ti circonda, il sole, la luna, le stelle oppure un prato verde possono infonderti sensazioni positive, rilassandoti e facendoti riflettere al meglio.

Non essere schiavo della tecnologia

Il mondo digitale è strutturato per farti diventare sempre più schiavo e succube.

Cerca di fare pulizia nella tua vita virtuale, eliminando quello che non ti serve.

Le applicazioni sono elementi di distrazione importante perché attirano la tua attenzione e cercano di farti compiere azioni decise dai programmatori.

Le offerte irrinunciabili non sono vantaggiose per te, ma ti spingono a comprare quello che vogliono venderti.

I virus informatici sono pericolosi e possono causare seri problemi alla tua vita sociale.

Stai attento a quali permessi decidi di concedere, la tua privacy è importante.

I social network puntano a vendere prodotti, non a farti conoscere gli amici.

Evita litigi, situazioni negative anche nel mondo virtuale perché influenzano la tua serenità

Sii prudente nel diventare minimalista

Non avere fretta nelle azioni che decidi di compiere durante il tuo percorso.

Non seguire altri minimalisti alla lettera, ma adatta alle tue esigenze.

Lascia che gli altri siano solo fonte di ispirazione e confronto non dettami da copiare come fossero santoni.

Non stai seguendo i dieci comandamenti biblici, ma stai cercando di diventare padrone di te stesso.

Ricordati quanto vuoi essere felice e ripetiti spesso che ce la farai.

Non sentirti obbligato nei tempi per non pentirti di aver fatto le cose troppo velocemente.

Se conosci qualcuno che è diventato minimalista in una settimana, probabilmente ti sta mentendo oppure aveva esigenza molto diverse dalle tue.

Lascia che sia tu a decidere quando iniziare il percorso e compi un passo alla volta solo quando ti sentirai davvero pronto per farlo.

Circondati di persone positive

Cerca di non essere impulsivo nell'allontanare i tuoi amici oppure i tuoi familiari ma tieni presente quali siano le conseguenze delle tue azioni.

Impara ad essere calmo e riflessivo quando ti confronti con gli altri.

Non dimenticare che sei tu a voler diventare minimalista, non necessariamente anche chi ti sta intorno, cerca di essere tu l'esempio positivo

Preparati a dover raccontare molte volte della tua scelta e sottolinea i progressi positivi, ma non mentire al prossimo se stai avendo difficoltà.

Non lasciare che gli esempi degli altri possano influire sulla tua libertà.

Non consentire alle persone di portare oggetti nella tua vita, ma non essere inflessibile

Cerca di vivere quante più esperienze per poter offrire a chi ti sta interno nuove avventure nuovi ricordi da condividere.

Impara a dedicare del tempo al prossimo, alle persone a cui tieni spostando l'importanza sulla qualità più che sulla quantità.

Se hai legami importanti, come un marito, una moglie o dei figli, non forzarli a seguirti ma impara a gestire gli spazi comuni nel modo migliore.

Sei tu a voler diventare minimalista, non loro.

Potrebbero seguirti ma anche non farlo.

Non prendere un loro rifiuto come un modo per offenderti e continua nel tuo percorso, ma sii chiaro con il rispetto reciproco cercando complicità e continuando a volervi bene nonostante le differenze.

Sii graduale

Non buttare via tutto quello che hai all'improvviso
Stila un tuo schema e cerca di scegliere le priorità iniziando da quello che ti crea meno problemi Valuta ogni oggetto con la dovuta calma e, se non te la senti, passa ad altro tornandoci quando ti sentirai pronto.
Se conosci un minimalista non copiare la sua casa e le sue privazioni. Siete persone diverse con esigenze diverse.
Segui un una tabella e sii flessibile, non stai facendo una gara contro qualcuno, ma stai cercando la tua felicità.
Parti dai vestiti nel scegliere cosa buttare, perché sono gli oggetti che più facilmente riuscirai ad eliminare senza sentirti in colpa.
Evita di comprare indumenti troppo colorati oppure con scritte evidenti, in genere sono quelli che stufano prima. Se ci pensi, nei negozi, quelli neutri sono spesso pochi e costano di più, perché sanno che si cambiano meno spesso.
Cerca di valutare quali siano le applicazioni a te necessarie e non tenerle in più dispositivi contemporaneamente.
Impegnati dedicandoci il tempo necessario senza che le privazioni diventino causa di stress.

Organizza la tua giornata

Cerca di tenere un'agenda ordinata e darti degli obbiettivi.

Sii flessibile e non aver paura ad eliminare o aggiungere impegni.

Se qualche appuntamento con altri oppure con te stesso, salta, non lasciare che ti possa demoralizzare, ma ricorda che si tratta di una possibilità e che, ogni tanto, capita.

Se succede pensa se sia utile rivedere come ti organizzi.

Punta a darti una routine.

Ricorda di dedicare del tempo ai tuoi interessi e quando ne aggiungi o togli uno pensa se davvero danno valore alla tua vita.

Un agenda non è solo un blocco su cui scrivere, ma consideralo come un libro di cui tu sei il protagonista, tutto quello che aggiungi deve ruotare attorno a te.

Non avere paura di compiere delle scelte o modificare qualcosa, ma deve essere sempre tua, pur consentendo alcune modifiche a causa di imprevisti non direttamente dipendenti dalle tue azioni. Se piove ed hai programmato una passeggiata in montagna, non avere paura di cambiare e, magari, pensare a qualche attività da fare a casa.

Lavora come credi

Il lavoro non può uscire dalla tua vita

Valuta con attenzione se sia il caso di apportare dei cambiamenti.

Volendo meno e possedendo meno avrai meno spese, potrai essere più libero di scegliere cosa fare Se lavori con il computer pensa a quanto tempo dedicare e come ottimizzare i tempi.

Una migliore gestione del tuo tempo significa una miglior applicazione in quello che fai.

Migliorando te stesso migliorerai i tuoi lavori.

Quando valuti se accettare un lavoro, nel caso tu sia indipendente, valuta se questo sia necessario, se porti valore nella tua vita e fai in modo di farti pagare adeguatamente.

Sii consapevole di quanto tempo della tua vita tu sia disposto a cedere.

Il tempo speso nel lavoro non sarà tempo che dedicherai a te stesso.

Sii flessibile e non lasciare che la tua scelta di vita minimalista possa chiuderti troppe porte rischiando di trascinarti in un circolo vizioso.

Non ricadere nel consumismo

Evita di farti condizionare da agenti esterni.

Liberati delle carte, delle raccolte punti e delle tessere di affiliazione di negozi, supermercati, voli che puntano a farti correre per raggiungere gli obbiettivi da loro imposti nei tempi che decidono. La grande distribuzione non vuole amici, ma clienti che spendano e cercheranno in tutti i modi di convincerti a farlo.

Evita di passeggiare nelle vie con troppi negozi o nelle quali lo shopping possa essere il punto cardine di ciò che hai intorno.

Non accumulare oggetti, non fare scorte che finiranno per farti consumare di più.

Quando decidi di comprare qualcosa chiediti se hai già qualcosa che può svolgere la stessa funzione e poniti le domande con le quali ti sei liberato del superfluo.

Non accettare regali ma sii tu a spostare l'attenzione delle persone su quello che ti sta davvero a cuore, ma non essere inflessibile.

Rispetta l'ambiente.

Il mondo che ti circonda è altrettanto importante.
Impara a riciclare.
Non sprecare il cibo o quello che utilizzi.
Quando butti qualcosa pensa se possa essere utile ad altri oppure se puoi trovare il modo di sfruttarlo diversamente.
Valuta cosa puoi portare ad altri.
Le riciclerei sono importanti nella gestione dei rifiuti.
Non accumulare alimenti che possano scadere.

Se hai amici o conoscenti che hanno animali o campi, accetteranno con gioia gli avanzi per preparare pastoni o compost con cui concimare l'orto.

Non buttare in terra la spazzatura, le cartacce o altro conferendoli negli appositi cassonetti.

Sii un esempio positivo per gli altri, affinché tu possa rappresentare una goccia nell'oceano. Non demoralizzarti quando vedi altri che sporcano le strade, ma cerca di essere propositivo e contribuisci a migliorare il suo comportamento con l'esempio pratico. Evita di litigare oppure di porti in modo arrogante.

Conclusione

Il percorso con me è finito, ma non quello che hai deciso di intraprendere e mi sento di darti gli ultimi consigli prima di salutarti.

Non prendere come verità assoluta quello che ho scritto io oppure quello che sentirai o vedrai da altri, ma cerca di informarti e ricevere più fonti ed opinioni diverse possibili affinché tu possa avere molte idee da cui tingere.

Cerca di prepararti e valutare con attenzione ogni comportamento che deciderai di adottare perché dovrai essere sempre il padrone di te stesso, dei tuoi spazi e del tuo tempo.

Puoi decidere di iniziare la tua rivoluzione minimalista anche subito, ma ti consiglio di aspettare qualche giorno riflettendo e raccontandoti quanto hai letto per capire cosa ti abbia soddisfatto e in cosa tu non ti sia trovato d'accordo con me, magari rileggilo e sottolinea quelli che sono gli aspetti che pensi di voler seguire.

Non credere che tu stia iniziando qualcosa di banale o facile, ma sappi che io ho impiegato quasi un anno a raggiungere la serenità e l'equilibrio che stavo cercando, a te potrebbe andare meglio oppure peggio, ma non è il tempo che impiegherai a renderti felice, bensì il raggiungere il tuo scopo. Qualunque cosa tu abbia deciso, io sono sicuro di una cosa: "Tu sarai felice, io credo in te".

Non dimenticarti di lasciare una recensione su Amazon dopo aver letto questo libro! Mi farebbe molto piacere.

www.ingramcontent.com/pod-product-compliance
Lightning Source LLC
Chambersburg PA
CBHW070947260726
48661CB00003B/1158